ACTUALITÉS MÉDICO-CHIRURGICALES

DES ARMÉES DE TERRE ET DE MER

DIRECTEURS : BERTRAND GRALL NIMIER

Médecin général de 1re Classe Médecin inspecteur général Médecin inspecteur
de la Marine. des Troupes Coloniales. de l'Armée.

Secrétaire : **Dr ED. LAVAL**

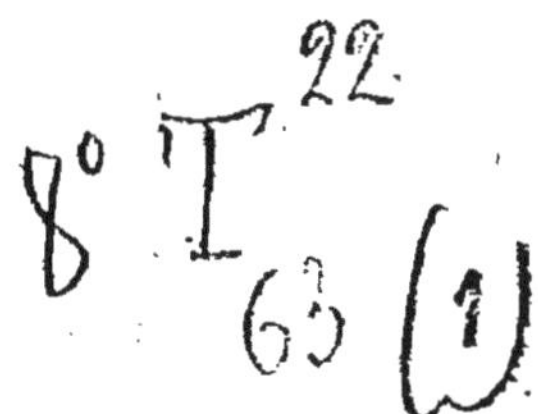

LA TUBERCULOSE

DANS

L'ARMÉE ET LA MARINE

LA
TUBERCULOSE

DANS

L'ARMÉE ET LA MARINE

———

DIAGNOSTIC DE LA PRÉTUBERCULOSE

PAR

Le Dr G.-H. LEMOINE

Médecin principal de 1re classe.
Professeur d'Hygiène militaire au Val-de-Grâce.

———

PARIS

OCTAVE DOIN ET FILS, ÉDITEURS

8, PLACE DE L'ODÉON, 8

———

1909

AVANT-PROPOS

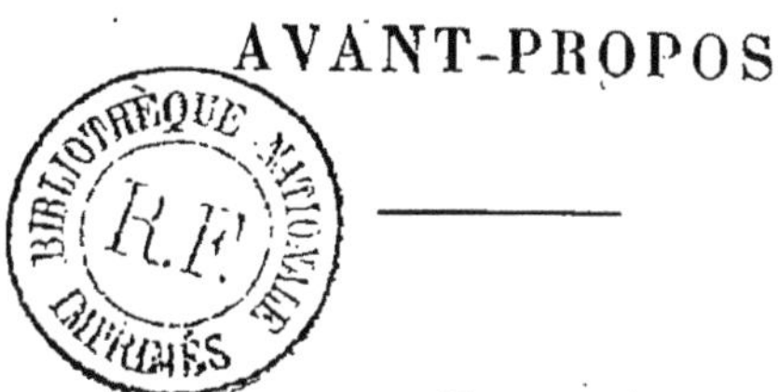

La tuberculose est-elle beaucoup plus fréquente dans l'armée aujourd'hui qu'autrefois? Les chiffres qui l'affirment sont susceptibles de recevoir une interprétation différente de celle qu'on leur attribue.

Déjà certains de nos maîtres, comme A. LAVE-RAN [1], CHAUVEL [1], avaient dès 1898 exprimé des doutes sur l'origine de cet accroissement et sur sa réalité. GRANCHER [1], dans son rapport à l'Académie, s'était rangé à cet avis.

« Depuis dix ans, dit M. CHAUVEL [1], par le désir d'obtenir de gros contingents, les conseils de revision ont été conduits à plus de facilité pour l'admission au service militaire. Beaucoup d'hommes ont été incorporés qu'à la visite d'arrivée ou plus tard, à l'incorporation, on a reconnu entachés de tuberculose. De là des éliminations par réforme en nombre considérable. Que demain on applique la

---

[1] Prophylaxie de la tuberculose. *Bull. de l'Acad. de Méd.*, 1898, vol. 39, p. 695.

réforme temporaire, et le chiffre des renvois pour bacillose va grossir dans une proportion notable. S'appuyant sur la statistique, on en pourra déduire un accroissement rapide de la tuberculose. Cependant les chiffres seuls des éliminations auront grandi, non le nombre des tuberculeux. »

C'est ce qui arriva, en effet, cette même année où la réforme temporaire fut établie, en même temps qu'on introduisait dans la nomenclature la rubrique « imminence de tuberculose ». Ces mesures furent suivies d'une augmentation sensible, puis formidable, de la tuberculose!!..., si on ne considère que les chiffres de la statistique. Le nombre des radiations monte de 6,52 p. 1000 en 1888 pour atteindre 24,70 p. 1000 en 1905 en comptant les réformes temporaires ! Or, malgré ce versement continu de tuberculeux dans la population civile, la mortalité de celle-ci pour les sujets âgés de 20 à 39 ans accuse un taux uniforme et plutôt en diminution puisque, de 4,52 pour 1000 habitants en 1887, elle n'est que de 3,91 en 1905. Ce résultat en apparence paradoxal ne fait-il pas soupçonner une erreur commise dans l'interprétation des chiffres de la statistique ?

Or on ne peut nier que depuis dix ans une évolution s'est produite dans la mentalité médicale relativement au diagnostic précoce de la tuberculose. Le premier degré classique de cette affection que nous voyons encore décrit dans des traités récents tend de plus en plus à disparaître pour faire place à l'ensemble des signes groupés par GRANCHER et ses élèves, sous le nom de signes de la prétuberculose. Cet enseignement a eu sa répercussion dans l'armée et le nombre sans cesse grandissant des radiations annuelles pour imminence de tuberculose qui de 167 en 1890 est monté à 4444 en 1905, c'est-à-dire de 0,27 à 7,86 p. 1000 hommes d'effectif permet de se rendre compte des modifications profondes qui se sont introduites dans notre manière de faire, et explique dans une certaine mesure l'augmentation considérable des chiffres de pertes par tuberculose, regardés par un grand nombre d'observateurs comme l'expression d'un accroissement réel du nombre des tuberculeux dans l'armée devenue pour certains un foyer redoutable de contagion !

Il n'y a pas de doute à cet égard : l'augmentation du chiffre des radiations pour imminence de tuberculose doit être regardée comme l'expression d'une orientation nouvelle, dont la mesure de la réforme temporaire en 1898, et, la même année, l'introduction dans notre nomenclature de la prétuberculose comme motif de radiation ont marqué le début.

La chose est encore plus évidente si, ne s'en tenant pas étroitement à l'examen des chiffres statistiques, on considère ce qui se passe dans nos régiments et nos hôpitaux, si surtout on est mêlé personnellement aux observations qui peuvent y être prises.

L'homme réformé pour tuberculose, bronchite chronique ou imminence de tuberculose, ne ressemble plus au malade que nous voyions il y a 25 à 30 ans.

Non seulement une élimination hâtive a réduit le chiffre obituaire de la tuberculose de 1,72 p. 1000 en 1875 à 0,78 pour 1000 en 1905, mais encore elle permet à l'homme de rentrer chez lui non pour y mourir, mais pour y vivre et recouvrer la santé. Qui de nous n'a rencontré dans la société civile de ces jeunes gens réformés pour tuberculose quelques années auparavant et jouissant maintenant d'une santé florissante?

Sans prétendre qu'il en est toujours ainsi, l'esprit nouveau qui nous guide, affirmé par les chiffres, permet d'espérer que, dans l'avenir, une sélection de plus en plus rigoureuse abaissera encore le nombre des tuberculeux militaires. Car, *au fond, la question du développement de la tuberculose dans l'armée se réduit à une question de diagnostic hâtif et de sélection.*

C'est pourquoi nous avons cru devoir insister ici sur cette partie de la tâche du médecin militaire. Il est appelé à remplir à cet égard un rôle difficile et particulièrement délicat. Il ne faut pas oublier en effet que la moitié du contingent arrive à la caserne porteur du germe tuberculeux, et il s'agit pour l'expert non d'éliminer tous ceux qui le recèlent dans un coin de leur organisme, mais de faire parmi eux un triage : de distinguer les sujets trop faibles pour supporter les fatigues du service, et ceux au contraire appelés à bénéficier de cette existence qui, menée dans de bonnes conditions hygiéniques, a rendu forts et vigoureux de nombreux débiles. Aussi, après avoir exposé les signes auxquels on reconnaîtra l'aptitude au service, avons-nous passé en revue les principales causes de dépression, de façon à les éviter et accroître ainsi les éléments régénérateurs qu'offre la vie militaire.

Nous avons été guidés dans notre tâche par les travaux de notre regretté maître, le médecin-inspecteur général Colin, et le rapport si documenté lu à l'Académie de médecine par M. le médecin-inspecteur Kelsch. Ces œuvres maîtresses ont élucidé bien des problèmes, ont permis d'accomplir bien des progrès dans l'hygiène générale militaire qui reste la base de toute prophylaxie dans ce milieu et en particulier de celle de la tuberculose.

Après avoir donc repris l'histoire statistique de la tuberculose dans l'armée depuis 1862 jusqu'en 1905, et avoir cherché dans les chiffres de cette statistique des interprétations plus en harmonie avec les démonstrations de l'expérience journalière, nous avons consacré le chapitre le plus important à étudier l'influence qu'exerce la sélection sur la morbidité tuberculeuse. Son rôle est prépondérant, et il nous a paru utile d'insister sur la façon de la comprendre.

Abordant ensuite les causes qui favorisent l'éclosion des tuberculoses latentes au régiment, nous avons passé successivement en revue par ordre d'importance, la fatigue, le rôle des intempéries et du froid, celui du méphitisme des locaux dans nos casernes encombrées ; l'action des maladies infec-tieuses nous a paru devoir être reléguée au second plan ainsi que celle de la contagion par les poussières et l'alimentation ; celle-ci ne pouvant avoir d'action que par son insuffisance ou par sa mauvaise préparation.

La question de la contagion nous a amené à examiner le rôle bien plus considérable de celle qui s'exerce dans l'enfance et qui crée la tuberculose latente.

Enfin, un dernier chapitre est consacré au traitement social du tuberculeux militaire. La généreuse initiative prise par M. le député LACHAUD et le sénateur PIETTRE a trouvé un écho à la Société de médecine militaire. Les discussions dont elle a été le théâtre nous ont permis de mettre sous les yeux du lecteur les opinions de nos maîtres et de nos camarades sur cette épineuse et difficile question. On y verra exprimés les soucis des médecins militaires, qui, tout en débarrassant hâtivement l'armée de sujets incapables de faire campagne, et capables de lui nuire, ne se désintéressent cependant pas du sort de leurs chers malades pour lesquels ils désireraient un traitement plus juste et plus humain.

LA TUBERCULOSE

DANS

L'ARMÉE ET LA MARINE

DIAGNOSTIC DE LA PRÉTUBERCULOSE

CHAPITRE PREMIER

HISTOIRE STATISTIQUE DE LA TUBERCULOSE DANS L'ARMÉE

L'examen des documents statistiques concernant la tuberculose pulmonaire dans l'armée peuvent être classés en deux groupes.

PREMIER GROUPE. — Documents antérieurs à la rédaction de la statistique médicale de l'armée.

DEUXIÈME GROUPE. — Documents tirés de la statistique médicale de l'armée.

PREMIER GROUPE

**Documents antérieurs à la publication
de la statistique médicale de l'armée.**

Ce groupe ne comprend que des statistiques particulières et fort incomplètes. Elles ne peuvent donc donner qu'une idée approximative sur la fréquence de la tuberculose dans l'armée au commencement du XIXe siècle. En 1831, BENOISTON[1], de Châteauneuf, relevait

---

[1] BENOISTON (de Châteauneuf). Essai sur la mortalité française. *Annales d'hygiène publique*, 1831, 1re série, vol. 10.

1.

sur les registres des hôpitaux militaires 17 486 décès
de 1820 à 1826. Mais sur ce chiffre il fallait défalquer
11 486 sujets pour lesquels la cause du décès n'avait
pas été indiquée. Restait 6 000 cas avec diagnostic.
BENOISTON relève parmi ceux-ci le nombre de décès par
tuberculose, mais pour établir le rapport p. 1000 il
s'est servi du chiffre de 17 486[1]. Il obtient ainsi un taux
de mortalité de 1,6 à 1,7 p. 1000 hommes d'effectif et
de 72 p. 1000 décès généraux. L'auteur avait supposé
que parmi les 11 486 décès pour lesquels le diagnostic
n'avait pas été porté, il n'y avait aucun phtisique.
BERTILLON[2], discutant les résultats de cet auteur, évalue
le nombre des décès à 4 à 6 p. 1000.

Le mémoire de GODELIER[3] nous donne un aperçu du
développement de la tuberculose dans un groupe militaire limité. Cet auteur consulta, en effet, pour en établir
la base, le registre obituaire de l'hôpital militaire de
Strasbourg; il y releva pendant une période de quinze
ans (1829 à 1843) 659 décès phtisiques, chiffre qui cor-
respondait à un effectif moyen de 110 000 hommes. Il
obtint ainsi une proportion de 6 décès pour 1000 hommes
d'effectif, analogue à celle qui avait été attribuée à l'armée anglaise par l'ensemble des statistiques recueillies
de 1817 à 1836 et publiées en 1838-1841. THOLOZAN[4],
en 1859, s'appuyant sur des documents anglais, insiste
sur l'excès de mortalité pour tuberculose dans l'armée,

[1] MARVAUD. Les maladies du soldat. Alcan, 1894, p. 42.

[2] BERTILLON. Recherches et conclusions statistiques sur la mortalité phtisique des militaires et des marins. *Annales d'hyg.
publ.*, 1862, 2e série, vol. 18, p. 102.

[3] GODELIER. *Rec. de méd. milit.*, 1845, 1re série, vol. 59, p. 1.

[4] THOLOZAN. De l'excès de mortalité dû à la profession militaire.
Gaz. méd. de Paris, 1859.

(10 p. 1000), si on la compare à la mortalité de la population civile (6 p. 1000). L'année suivante, L. LAVERAN[1], faisant l'analyse de 1000 décès survenus dans la garnison de Paris de 1846 à 1858, non compris 1854 et 1855, évalua à 4 ou 5 p. 1000 effectif le nombre des phtisiques qui succombaient annuellement dans l'armée.

D'autre part, les documents partiels suivants donnent la proportion annuelle des décès par tuberculose dans l'armée et la population civile dans différents pays.

		ARMÉES p. 1000	POP. CIVILE p. 1000
BENOISTON. Décès de l'armée française.	1820-26	1,6 à 1,7	
GODELIER. Registre des décès à l'hôpital de Strasbourg. Statistiques médicales de l'armée anglaise. Documents empruntés à BENOISTON et LOMBARD, de Genève.	1829-43	6	6 à 7
BOUDIN. Statistiques anglaises et françaises	1838-44	6	4,3
THOLOZAN. Statistiques anglaises.	1838-44	10,4	6,3
LAVERAN. Documents puisés au Ministère de la Guerre.	1845-56	4,5	
BERTILLON. Statistiques belge, suisse, anglaise et française	1848-60	4 à 6	3,2 à 4,2
C. ELY. Statistiques françaises.	1862-69	3	3,8
VALLIN. Statistiques médicales de l'armée française.	1862-69	3,6	

En résumé, il n'est question dans ces premiers documents que de la *mortalité tuberculeuse* dans certaines régions militaires, et celle-ci est évaluée en moyenne à 6 p. 1000 hommes d'effectif.

[1] L. LAVERAN. Recherches statistiques sur les causes de la mortalité de l'armée servant à l'intérieur. *Annales d'hygiène publique*, 1860, 2ᵉ série, vol. 13.

DEUXIÈME GROUPE

Documents tirés de la statistique médicale de l'armée.

Reposant sur un travail officiel exécuté d'après l'examen de dossiers provenant de tous les corps de l'armée française, et de toutes les régions de la France, ces documents acquièrent par là même une valeur très supérieure à celle des publications précédentes. Mais comme toute entreprise nouvelle, celle-ci a été marquée au début par une période de tâtonnements qui a nui à l'unité de l'œuvre. Aussi, avant d'entreprendre l'exposé de la statistique de la tuberculose dans l'armée, devons-nous dire quels ont été les principes qui ont présidé à l'établissement des différents tableaux qui figurent ici et les difficultés que nous avons rencontrées dans leur exécution.

Il est d'abord un premier point à résoudre. Sur quelle base doit-on établir la morbidité hôpital et les radiations concernant la tuberculose pulmonaire ? Faut-il se limiter aux chiffres inscrits sous cette dernière dénomination ? Il est impossible de souscrire à cette façon de voir, car les chiffres appartenant à la bronchite chronique, même lorsque la statistique a pris soin de marquer bronchite chronique non tuberculeuse, appartiennent d'une façon évidente à la tuberculose pulmonaire.

Nos traités classiques nous enseignent que la bronchite chronique est une affection de l'âge mûr et de la vieillesse, et, si on conçoit que quelques officiers ou quelques soldats aient pu être traités à l'hôpital ou retraités pour bronchite chronique, on ne s'explique pas le chiffre élevé inscrit sous ce titre dans la statis-

tique. D'ailleurs l'usage établi est là pour nous empêcher
de commettre pareille erreur. Cela n'a aucun inconvénient à condition qu'on s'entende sur l'interprétation.
Cette expression, en somme, ne marque qu'une attention
délicate du médecin pour ne pas effrayer son malade,
circonstance qui se présente fort souvent dans la pratique journalière. Il faut à la bronchite chronique
joindre la scrofulose et l'hémoptysie, mais cette adjonc-
tion n'a que peu d'importance, étant donné les chiffres
minimes qu'ils représentent.

D'autre part, n'est-il pas juste de faire une place à la
pleurésie, du moins à la pleurésie séro-fibrineuse? Les
recherches anatomo-pathologiques de KELSCH et VAIL-
LARD[1] ont établi depuis longtemps l'existence sur les
plèvres de granulations tuberculeuses. LANDOUZY a fait
voir la large part qu'il faut attribuer à la tuberculose
dans l'origine de la pleurésie. Par des recherches personnelles[2], j'ai contribué à donner la preuve expérimentale de la nature du liquide extrait de la plèvre pendant la vie du malade. Enfin les formules leucocytaires
trouvées par WIDAL achèvent de démontrer la nature
réellement tuberculeuse de la pleurésie aiguë séro-
fibrineuse. C'est pourquoi nous lui avons accordé une
place dans cette étude. Malheureusement la nomenclature de la statistique est ici en défaut, car elle englobe
toutes les pleurésies sous une même dénomination jusqu'en 1900 et la pleurésie séro-fibrineuse ne figure à
part pour la morbidité que depuis 1901. Aussi avons-

---

[1] KELSCH et VAILLARD. Recherches sur les lésions anatomo-pathologiques et la nature de la pleurésie. *Arch. de physiologie normale et pathologique*, 1886, p. 221.

[2] G. H. LEMOINE. Nature de la pleurésie séro-fibrineuse. *Soc.
méd. des hôpitaux*, 1896.

nous fait état des chiffres de la pleurésie prise en bloc. On peut admettre que la proportion des pleurésies séro-fibrineuses est à peu près toujours la même en moyenne.

Donc, tout en conservant à la tuberculose sa place spéciale, nous avons cru devoir établir en même temps des cadres pour la bronchite chronique, la scrofulose, l'hémoptysie et la pleurésie, de façon à nous rendre compte de la fréquence de ces affections comparativement à celle de la tuberculose.

Mais cette étude n'a pu être poursuivie d'une façon assez complète que pour les *radiations*. Seules elles utilisent une nomenclature suffisamment détaillée. Depuis 1889, en effet, la tuberculose-radiation est divisée en un grand nombre de groupes comprenant séparément les tuberculoses miliaire aiguë, pulmonaire, méningée, abdominales, ganglionnaires et chirurgicales ; un cadre à part est toujours réservé à la bronchite chronique, et depuis 1901 la pré-tuberculose a pris place dans la statistique sous la dénomination d'imminence de tuberculose. En parcourant les volumes de la statistique année par année, on constate les efforts, infructueux d'ailleurs, faits pour dépouiller la bronchite chronique des cas appartenant à la tuberculose pulmonaire. La bronchite chronique est restée victorieuse dans la lutte. Les chiffres qui en expriment la fréquence sont toujours sensiblement aussi élevés, quelle que soit la forme sous laquelle on la présente. Les années où on a cru la juguler par l'expression *bronchite tout court* ou *bronchite chronique non tuberculeuse*, celle-ci est restée impassible, continuant à cacher la tuberculose comme par le passé, sous des chiffres énormes pour une bronchite chronique telle qu'elle est enseignée, et telle qu'elle n'existe pas dans nos contingents.

Ne la transformons donc plus, mettons à son compte les bronchites spécifiques, et sachons simplement nous en servir.

La *morbidité hôpital*, elle, ne comporte de 1875 à 1888 que *deux cadres* : celui de la tuberculose et scrofulose et celui des *maladies des voies respiratoires en bloc*. A partir de 1888 jusqu'en 1900 on a distrait de ces derniers la bronchite et la laryngite mises dans une même colonne, et la pleurésie. Le terme de bronchite chronique n'existe pas. Où vont alors les diagnostics bronchite chronique, bronchite spécifique, si souvent portés sur les billets d'hôpital ? En partie sans doute à la bronchite. Cette affirmation n'est pas gratuite, elle repose sur ce qui s'est passé pour les radiations en 1875, 1902 et 1903. Pour éliminer l'erreur provenant du terme bronchite chronique, on le remplaça, comme nous l'avons dit plus haut, par celui de bronchite tout court; or dans ce dernier cadre figurent les mêmes chiffres que ceux inscrits l'année précédente à la colonne bronchite chronique.

Étant donné l'usage établi, et moralement défendable et légitime, de comprendre la tuberculose pulmonaire sous le nom de bronchite chronique, il serait rationnel de la comprendre également dans la morbidité, cela permettrait une appréciation plus juste du nombre des malades traités pour tuberculose à l'hôpital. En raison donc de cette différence de traitement des deux compartiments de la statistique, *morbidité hôpital* d'une part et *radiations* de l'autre; on ne peut se rendre compte en détail que des motif de réformes, retraites et des causes de décès. Par contre, on ne peut apprécier qu'*approximativement* le nombre des *malades traités à l'hôpital* pour tuberculose.

Or jusqu'ici tous les auteurs probablement frappés par la lacune qui vient d'être signalée pour la *morbidité hôpital*, ont établi leurs statistiques de la tuberculose *d'après le taux des radiations*. Ils ont noté la progression des chiffres comme la marque d'une augmentation considérable du nombre des tuberculeux dans l'armée. Une telle façon d'envisager les choses ne semble pas légitime, car la pratique journalière nous apprend que, si ce chiffre des radiations représente bien des tuberculeux, il se trouve parmi eux de nombreux pré-tuberculeux. La preuve en est donnée par l'augmentation colossale des radiations pour imminence tuberculeuse depuis l'introduction de cette rubrique dans la nomenclature.

D'autre part, depuis 1898, la nouvelle mesure de la réforme temporaire est venue grossir le contingent des radiations. Or, c'est là une augmentation de chiffres, qui ne représente en aucune façon un accroissement de morbidité tuberculeuse. Du moins ne peut-on l'affirmer, car les hommes qui font partie de ces deux groupes, imminence de tuberculose et réformés temporairement, étaient, avant ces heureuses mesures, conservés dans les régiments, allant constamment de la caserne à l'hôpital et en congé de convalescence jusqu'à leur libération. On n'est donc pas en droit de comparer les chiffres de radiation pour tuberculose pulmonaire, bronchite chronique, etc... aux chiffres antérieurs pour affirmer que la tuberculose est en augmentation dans l'armée. Ces chiffres ne prouvent qu'une chose, c'est que l'attention est de plus en plus éveillée sur le dépistage de la tuberculose au début, et que nos collègues procèdent largement aux éliminations prescrites par les circulaires ministérielles.

En résumé, les chiffres que nous apportons ici représentent l'histoire statistique de la tuberculose dans l'armée. Mais il faut bien retenir que les variations, souvent considérables qu'elles mettent en évidence, sont toujours le résultat de modifications apportées soit aux nomenclatures, soit aux lois et règlements qui régissent le recrutement des hommes, leur hospitalisation et leur sortie de l'armée pour maladie. *Il y a en un mot variations de chiffres, avec un état sanitaire tuberculeux à peu près le même.*

Nous avons cru dans l'exposé statistique de la tuberculose devoir distinguer deux périodes :

L'une, s'étendant de 1862 à 1869;

La deuxième, de 1875 à 1905.

Après la guerre de 1870-71 pendant laquelle il ne fut établi aucun document relatif à la statistique, la publication de celle-ci fut reprise en 1872, mais d'une façon incomplète en ce sens qu'on ne s'attacha qu'au décompte de la mortalité et des radiations par maladie, jusqu'en 1874. C'est pourquoi nous avons cru devoir passer cette période sous silence pour la morbidité et les radiations dont les taux ne sont relevés qu'à partir de 1875.

A. — Période s'étendant de 1862 a 1869.

Il est difficile pour cette époque d'établir les rapports du nombre des tuberculeux avec l'effectif. C'est ainsi que la statistique des années comprises entre 1862 et 1865 inclus donne le chiffre de la morbidité hôpital tuberculeuse en distinguant l'armée métropolitaine, d'Algérie et d'Italie. Il n'en est plus de même pour les années 1866 et 1867 où le chiffre de la morbidité n'est donnée que pour l'Algérie, le mouvement nosographique général ayant été remplacé par l'étude des causes de *mortalité* dans les différentes garnisons; puis, en 1868 et 1869, on donne de nouveau des chiffres distincts pour l'armée métropolitaine et algérienne, il n'est plus question du corps d'occupation d'Italie; c'est pourquoi, si nous voulons exposer l'ensemble des chiffres de morbidité, nous sommes forcés d'éliminer d'une part la morbidité des années 1866 et 1867 et de nous limiter à l'exposition de la morbidité dans l'armée métropolitaine et algérienne, excluant celle de l'armée d'Italie, qui n'existe plus en 1868-69.

Dans ces conditions et en faisant entrer dans le taux de la morbidité hôpital et des radiations, non seulement la tuberculose pulmonaire, mais encore la bronchite chronique et l'hémoptysie, on obtient les chiffres suivants :

	MORBIDITÉ HÔPITAL pour 1000 effectif.	RADIATIONS ET DÉCÈS pour 1000 effectif.
1862	13,8	3,27
1863	14,5	2,99
1864	18,5	3,77
1865	22	4,17
1868	19,5	3,92
1869	19,1	3,41

Le chiffre des décès varie pendant cette période de 2 à 3 p. 1000.

Si maintenant on ne considère que les chiffres portés à la rubrique « tuberculose pulmonaire » on voit que :

Pour la morbidité ils varient de :	3 à 5	p. 1000
Pour les décès —	1,3 à 2,8	—
Pour les réformes , —	0,7 à 1	—

Le nombre limité des réformes, comparé au chiffre

relativement élevé des décès, démontre qu'à cette époque bon nombre de tuberculeux étaient conservés dans l'armée. Elle comprenait alors un très grand nombre de rengagés, de soldats de métier qui, en attendant l'âge de la retraite cherchaient à éviter la réforme, et passaient une grande partie de leur temps à l'hôpital, comme le prouvent les chiffres de morbidité.

MARVAUD[1] a fait voir, d'autre part, que la mortalité augmentait avec l'âge des sujets et KOWATCHEF[2] que cet accroissement était proportionnel aux années de service, variant de 1 à un an de service, à 2,73 et 3,36 au bout de quatorze ans de service.

B. — PÉRIODE S'ÉTENDANT DE 1872 A 1905.

1° *Morbidité et radiations multiannuelles.*

Ici notre but a été de présenter, à côté des chiffres officiels admis jusqu'à ce jour par tous les auteurs qui ont exposé le développement de la tuberculose dans l'armée française, les chiffres établis d'après les principes énoncés plus haut, et faisant ressortir les objections sérieuses qu'on peut opposer aux faits statistiques acceptés par tous jusqu'ici.

Nous mettons tout d'abord sous les yeux du lecteur les chiffres de morbidité, mortalité et radiations inscrites dans la statistique médicale de l'armée et reproduites partiellement ou en totalité dans toutes les publications.

[1] MARVAUD. Les maladies du soldat. Alcan, 1894.
[2] KOWATCHEFF. La tuberculose pulmonaire dans l'armée. Thèse Nancy, 1900.

MORBIDITÉ, RÉFORMES ET RETRAITES, DÉCÈS PAR TUBERCU-
LOSE DE 1875 A 1905

	MORBI-DITÉ	RADIA-TIONS	DÉCÈS		MORBI-DITÉ	RADIA-TIONS	DÉCÈS
1875. .	2,4	2,8	1,31	1891. .	5,7	6,5	1,35
1876. .	2,3	4,1	1,72	1892. .	5,7	7	1,05
1877. .	2,2	3,1	1,48	1893. .	5,8	6,7	0,93
1878. .	2	2,9	1,06	1894. .	6,1	6,9	0,98
1879. .	2,5	2,8	1,2	1895. .	7	8,9	1,13
1880. .	2,2	2,6	1 1	1896. .	6,38	7,81	0,92
1881. .	2,2	2,7	0,95	1897. .	6 84	8,52	0,95
1882. .	2,4	3,4	1,04	1898. .	6,40	7,43	0,85
1883. .	2,4	2,9	1,1	1899. .	5,80	6,35	0,79
1884. .	2,5	3,1	1,07	1900. .	6,08	5,81	0,86
1885. .	2,9	3,5	1,04	1901. .	7,06	7,22	0 95
1886. .	2,9	3,5	1,03	1902. .	6,93	6,89	0,87
1887. .	3,1	3,6	0,98	1903. .	6,97	7,02	0,74
1888. .	4,3	4,5	1,17	1904. .	6,44	7,30	0,64
1889. .	4,8	5,2	1,09	1905. .	5,91	7,07	0,78
1890. .	5,1	6	1,07				

Les chiffres précédents sont la reproduction de ceux de
la statistique médicale de l'armée de 1875 à 1905, concernant les affections placées sous la rubrique de tuberculose et scrofulose et comprenant les officiers, sous-officiers et soldats (intérieur et Algérie). On voit qu'à partir
de 1888 les chiffres de morbidité et de radiation subissent
une ascension brusque et considérable. La conclusion
qui s'est imposée jusqu'ici est que la tuberculose augmentait d'une façon notable dans l'armée depuis cette
époque. Morbidité et radiations offrent ensuite une
marche parallèle et toutes deux portent un maximum
en 1895.

Laissant de côté pour le moment l'examen des chiffres
antérieurs à 1888-89, cherchons à expliquer l'accroissement observé à partir de 1888, et le fastigium
de 1895.

En parcourant la statistique, nous sommes d'abord édifié par l'augmentation progressive des chiffres à partir de 1888. C'est le rédacteur de la statistique qui se charge lui-même de l'expliquer en partie. Jusqu'en 1888 la tuberculose ne comprenait sous ce titre que la tuberculose pulmonaire. Les tuberculoses des autres organes trouvaient place dans les divers groupes comprenant les maladies de ces organes. C'est ainsi que la tuberculose méningée ou abdominale comptait sous la dénomination de méningite ou de péritonite, les tuberculoses chirurgicales se trouvaient placées dans les cadres des arthrites, ostéites, etc..... Or, à partir de 1889, on chercha à rassembler toutes ces tuberculoses dans un même groupe, tout en conservant à chacune d'elles son individualité ; c'est ainsi que la tuberculose comprit pour les radiations : 1° la tuberculose pulmonaire, pleurale, laryngée, 2° la tuberculose méningée, 3° la tuberculose abdominale, 4° les tuberculoses chirurgicales elles-mêmes divisées en tuberculose des os et articulations, des organes génito-urinaires, des ganglions... On se servit du total de toutes ces tuberculoses pour établir le bilan des pertes par cette affection. Rien d'étonnant à ce que le chiffre qui l'exprime se soit élevé ; c'est là, avouons-le, une élévation absolument factice qui résulte d'un classement plus méthodique et non d'une augmentation réelle du nombre des maladies, et, comme on change difficilement d'habitude, les médecins ne se sont mis que progressivement à l'exécution de ce nouveau programme, ce qui explique l'ascension lente, de ce fait, jusqu'en 1891. Puis nous voyons les chiffres rester à peu près stationnaires jusqu'aux années 1894-95. A ce moment se produisit une ascension brusque. Il ne s'agit plus d'une transformation de statistique, nous nous trouvons bien en face d'une augmentation réelle du nombre des hommes traités dans les hôpitaux ou rayés des cadres pour tuberculose. On sait qu'elle fut le résultat d'une sélection tout à fait incomplète opérée par les conseils de revision.

Mais il ne s'agit là que d'une augmentation passagère due à des circonstances spéciales. A partir de cette date les chiffres de morbidité restent à peu près stationnaires et ceux des radiations baissent surtout à partir de 1898, pour revenir aux taux atteints en 1890-91, etc... Jusqu'ici donc l'accroissement des chiffres reste en général sous la dépendance des modifications apportées à la statistique en 1888-89.

Bien plus évidente encore est l'influence des modifications de la statistique, si on cherche à évaluer le domaine de la tuberculose dans l'armée de 1875 à 1887. C'est ici qu'intervient le rôle de la bronchite chronique. Les chiffres suivants font voir que les radiations pour bronchite chronique voient leur nombre augmenter lorsque s'abaisse celui de la tuberculose, et si à la bronchite chronique on ajoute l'évaluation des *autres tuberculoses* dont il n'était pas tenu compte dans cette période, en prenant la moyenne des tuberculoses de cet ordre pendant les seize années écoulées à partir de 1889, on voit que de ce fait les chiffres représentant véritablement la tuberculose s'élèvent de façon à égaler à peu près ceux de la période suivante.

PERTES TOTALES PAR TUBERCULOSE PULMONAIRE, PAR AUTRES
TUBERCULOSES ET PAR BRONCHITE CHRONIQUE DE 1875 A 1905

	TUBERCULOSE PULMONAIRE	AUTRES TUBERCULOSES	BRONCHITE CHRONIQUE	TOTAL
1875	4,11	1,36	1,08	6,55
1876	5,84	1,36	0,64	7,84
1877	4,60	1,36	0,87	6,83
1878	4	1,36	1,40	6,76
1879	4,08	1,36	1,59	7,03
1880	3,77	1,36	1,39	6,52
1881	3,68	1,36	1,72	6,76
1882	4,48	1,36	1,79	7,63
1883	4,04	1,36	1,54	6,94
1884	4,26	1,36	1,07	6,69
1885	4 61	1,36	1,37	7,34
1886	4,60	1,36	1,51	7,47
1887	4,62	1,36	1,53	7,51
1888	5,68	1,36	0,72	7,76
1889	6,36[*]	»	0,42	6,78
1890	7,08	»	0,40	7,48
1891	7,92	»	0,40	8,32
1892	8,12	»	0,40	8,52
1893	6,48	»	0,33	6,81
1894	6,71	»	0,29	7,00
1895	8,61	»	0,45	9,06
1896	7,44	»	0,22	7,66
1897	7,94	»	0 32	8,26
1898	6,95	»	0,22	7,17
1899	5,86	»	1,94	7,80
1900	5,22	»	1,82	6,04
1901	6,53	»	2,24	8,77
1902	6,10	»	3,25	9,35
1903	6,13	»	4,37	10,50
1904	6,40	»	3,44	9 84
1905	5,96	»	2,14	8,10

La baisse considérable des chiffres de la bronchite
chronique, à partir du jour où on opère dans la tuberculose un classement plus méthodique, est remarquable.
L'élévation du taux des radiations ne date en réalité

[*] A partir de 1889 les autres tuberculoses sont comptées dans le
chiffre de la tuberculose pulmonaire.

que de 1901, époque où des prescriptions ministérielles élargissent les portes de sortie de l'armée.

Si, de 1875 à 1887, il est facile de démontrer que les chiffres peu élevés de radiations pour tuberculose ne sont qu'un artifice de statistique, l'examen de la morbidité mène aux mêmes conclusions.

Seulement, comme nous l'avons déjà dit, les chiffres qui la représentent ne comprennent que deux rubriques : tuberculose et maladies de l'appareil respiratoire. Il n'est pas fait mention de la bronchite chronique qui, de ce fait, est mêlée aux maladies de l'appareil respiratoire. Néanmoins on peut juger de l'influence exercée par les modifications de la statistique par les quelques chiffres suivants :

Morbidité moyenne par maladies de l'appareil respiratoire, 1875 à 1887. . . . . . . 39 p. 1000
Morbidité moyenne par maladies de l'appareil respiratoire, 1888 à 1900 . . . . 26 —
Morbidité moyenne par tuberculose 1875-1887. 2,5 —
— — 1888-1900. 5,8 —

Si maintenant on réunit dans un même bloc tuberculose et maladies de l'appareil respiratoire, on obtient les moyennes suivantes :

Pour 1875-1887 . . . . 39 p. 1000
Pour 1888-1900 . . . . 32 —

Ainsi donc les affections des voies respiratoires, tuberculose comprise, étaient plus fréquentes autrefois qu'aujourd'hui.

Il est donc présumable que la morbidité tuberculeuse dans l'armée est en somme toujours la même depuis quarante ans.

Enfin, ce qui se passe à partir de 1898 achève de démontrer que les radiations pour tuberculose sont fonction non seulement de classements plus méthodiques introduits dans la nomenclature, mais encore des mesures prises pour éloigner de l'armée le plus grand nombre possible des hommes tuberculeux ou prétuberculeux, sans qu'on soit fondé à voir dans ces chiffres un accroissement réel de la tuberculose dans l'armée.

En effet, le nombre des radiations qui jusqu'en 1898 oscillait entre 5 et 7 p. 1000 pour les *soldats*, monte à 12,5 p. 1000 en 1899 pour atteindre 24,7 p. 1000 en 1905, si on comprend dans ce nombre les réformes temporaires.

Par contre, si on élimine ces dernières, on voit le chiffre des réformes définitives par tuberculose baisser à partir de 1898, attestant ainsi ce fait qu'avant cette date on réformait définitivement des hommes justiciables seulement de la réforme temporaire, c'est-à-dire des prétuberculeux dont l'état mérite un examen plus approfondi, et une période d'observation. De 7, 97 en 1897, la réforme définitive pour tuberculose tombe à 6, 95 en 1898, 5, 86 en 1899 et 5, 22 en 1900, pour se relever ensuite un peu.

Malgré cela la morbidité tuberculeuse reste stationnaire depuis 1898 et la mortalité est en baisse constante. — Comment admettre alors que la tuberculose fasse dans l'armée des progrès inquiétants?

La morbidité pleurétique vient confirmer l'état stationnaire de la tuberculose par l'uniformité de ses chiffres depuis 1888, époque où elle fut isolée des maladies des voies respiratoires.

MORBIDITÉ PLEURÉTIQUE (INTÉRIEUR 1888-1900)

1888	5,9 p. 1000		1895	6,9 p. 1000
1889	5,8 —		1896	6,4 —
1890	6,1 —		1897	6,7 —
1891	7,3 —		1898	6,2 —
1892	6,1 —		1899	5,6 —
1893	6,1 —		1900	6,6 —
1894	6,6 —			

A partir de 1901 la statistique ajoute à la morbidité-hôpital pour cette affection, la morbidité-infirmerie, et confond les deux dans un même chiffre. Ces derniers ne sont donc plus comparables à ceux recueillis antérieurement.

La séparation de la pleurésie séro-fibrineuse du groupe des pleurésies, qui date aussi de 1901, nous apprendra par la suite ce qu'il faut penser de là tuberculose pleurale, et nous donnera, en raison de la fixité du diagnostic, une base d'appréciation plus solide.

Enfin, dernière remarque, la morbidité tuberculeuse s'observe le plus souvent chez les jeunes soldats. C'est là une preuve de plus à l'appui de l'opinion qui se dégage de l'examen de tous ces chiffres, à savoir qu'ils démontrent non pas tant l'insalubrité de la vie militaire et l'accroissement du nombre dés tuberculeux par et dans la caserne, que le soin avec lequel on complète au régiment, et dès les premiers mois de la vie militaire, l'œuvre de sélection commencée au conseil de revision et à la visite de l'incorporation.

COMPARAISON DE LA MORBIDITÉ TUBERCULEUSE
CHEZ LES JEUNES ET ANCIENS SOLDATS
(INTÉRIEUR ET ALGÉRIE-TUNISIE) DE 1888 A 1905

	JEUNES SOLDATS	ANCIENS SOLDATS		JEUNES SOLDATS	ANCIENS SOLDATS
1888	6,6	3,7	1897	9,6	5,7
1889	6,8	4,6	1898	9,1	5,5
1890	6,2	5	1899	8,3	4.9
1891	7,1	5,5	1900	8,8	5,1
1892	7	5 5	1901	10,5	6,1
1893	7,5	5.3	1902	10	6,1
1894	8,5	6,1	1903	9,9	5,9
1895	10	5,7	1904	9,1	5,5
1896	8,6	5,6	1905	8,4	4,7

Cette attention des médecins militaires est marquée par un envoi beaucoup plus fréquent des hommes suspects à l'hôpital. Pour bien comprendre ce fait, il est nécessaire de considérer les transformations qui s'opèrent progressivement dans les habitudes de nos collègues des régiments. Devant les responsabilités de plus en plus lourdes qui leur incombent, les médecins militaires, qui ont la difficile et pénible mission d'exercer leur art dans les régiments, se déchargent sur le service hospitalier, avec d'autant plus de raison, qu'à l'hôpital seulement le diagnostic de prétuberculose peut être fait grâce à une observation prolongée et à l'emploi d'éléments matériels dont le médecin du régiment ne dispose pas. C'est là un fait évident qui explique suffisamment le taux relativement élevé de la morbidité hospitalière de la tuberculose dans ces dix dernières années. Quant à faire le départ des cas de prétuberculose qui viennent ainsi augmenter le chiffre de la morbidité, on ne peut l'analyser que depuis 1903, puisque c'est seulement à partir de cette date que la rubrique « Imminence de tuberculose » forme un cadre spécial dans la morbidité hôpital. Comme toute mesure nouvelle, celle-ci n'est entrée que progressivement dans les habitudes. De 251 cas donnant une proportion de 0,44 p. 1000 en 1903, l'imminence de tuberculose a compté 863 cas en 1905, donnant une morbidité de 1,32 p. 1000 et déchargeant d'autant la morbidité officielle de la tuberculose proprement dite qui de 1903 à 1905 a baissé de 6,79 p. 1000 à 5,91.

Ainsi donc, là encore, nous assistons à des faits dont la cause doit être recherchée dans un artifice de la *statistique-morbidité*.

En RÉSUMÉ : il est impossible d'affirmer d'après l'étude

qui vient d'être faite que la tuberculose militaire augmente depuis 1875 dans les proportions admises jusqu'ici. En dehors des oscillations de chiffres dues à des transformations nombreuses de la statistique, la recherche d'un diagnostic plus précis des formes de début de la tuberculose donne une explication légitime de l'augmentation de la morbidité hôpital, comme l'établissement d'un diagnostic précoce, et les armes nouvelles mises entre nos mains par l'autorité militaire ont rendu les éliminations plus hâtives et plus nombreuses.

2° *Morbidité mensuelle.*

Nous serons brefs sur les considérations statistiques concernant l'évolution mensuelle de la tuberculose, en France et en Algérie.

La statistique ne peut être établie que pour la France et l'Algérie conjointement de 1888 à 1900. Ce n'est qu'à partir de 1901 que la morbidité mensuelle pour l'Algérie seule peut être tracée. Les chiffres permettent de constater que le maximum des atteintes en France se prolonge de janvier à mai, et que le nombre des cas augmente dès le mois de novembre, époque de l'arrivée de la classe. En Algérie le règne de la tuberculose est beaucoup plus uniforme, traduisant ainsi le rôle important des *influences météoriques.*

La *pleurésie* commence à s'accroître aussi au mois de novembre, mais l'augmentation du nombre des atteintes est plus lente, accusant ainsi un mode d'infection moins rapide que celui qui a pour point de départ une lésion des voies aériennes.

On sait, en effet, le rôle important attribué à la bronchite, au rhume négligé, dans la genèse de la tuberculose pulmonaire. Il n'y a rien d'irrationnel à penser que l'accroissement brusque des atteintes de tuberculose pulmonaire traduise ce fait, étant donné la fréquence considérable des bronchites parmi les jeunes soldats en hiver.

Comme pour la tuberculose, la morbidité mensuelle de la pleurésie de 1888-1900 ne peut être établie que pour la France et l'Algérie réunies. Mais, comme les chiffres de l'armée métropolitaine l'emportent de beaucoup sur ceux du 19ᵉ Corps, ceux-ci peuvent être regardés comme exprimant véritablement la morbidité mensuelle par pleurésie de l'armée de l'intérieur. Pour avoir une idée de cette même morbidité en Algérie. nous nous sommes adressés aux années 1901-1905. Le mois de mars, mois des pluies, mois des variations brusques de température, marque le fastigium du règne de cette affection.

MORBIDITÉ MENSUELLE DE LA TUBERCULOSE ET DE LA PLEURÉSIE

NOMBRE DE CAS

	INTÉRIEUR ET ALGÉRIE (1888-1900)		ALGÉRIE-TUNISIE (1901-1905)	
	tuberculose	pleurésie	tuberculose pulmonaire	pleurésie
Janvier. . . .	4.495	3.340	171	66
Février. . . .	4.320	3.731	166	61
Mars.	3.874	4.749	169	95
Avril.	4.570	4.611	136	86
Mai.	4.412	4.958	179	81
Juin	3.825	4.780	124	65
Juillet	3.266	4.183	115	55
Août.	2.729	3.404	137	63
Septembre . .	1.994	2.264	130	36
Octobre. . . .	1.905	1.691	124	54
Novembre . .	3.004	1.999	151	31
Décembre. . .	2.946	2.691	117	60

3° *Morbidité et radiations pour tuberculose par armes* (1888-1905).

En raison de la longue période qu'embrassent les observations recueillies, on peut regarder le classement inscrit sur ces tableaux presque comme définitif. Il fait ressortir d'une façon nette l'infériorité sanitaire des prisons militaires, des sections d'infirmiers et des régiments d'infanterie. Mais n'oublions pas que pour les radiations, ces chiffres pourraient tout aussi bien traduire le soin avec lequel on prononce les réformes dans ces corps. Mais la répartition de la morbidité et des décès par armes vient nous faire constater que, pour les prisons militaires et les sections d'infirmiers, le classement indiqué représente un mauvais état sanitaire, puisque les prisons ont une morbidité de 15,81 p. 1000 et une mortalité de 2,2 p. 1000, que les sections d'infirmiers présentent une morbidité de 8,33 et une mortalité de 1,21. Il n'en est pas de même de l'infanterie qui n'accuse que 0,93 de mortalité. Par contre, la garde républicaine, qui compte très peu de radiations pour tuberculose, soit 4,7, offre la mortalité la plus forte après les prisons, soit 2,05, et une morbidité de 10,19. Les règlements régissant encore les réformes pour ces soldats de carrière sont en grande partie la cause de cet état de choses.

En Algérie, les prisons sont encore au premier rang, comme d'ailleurs les bataillons d'Afrique, au double point de vue des radiations et de la mortalité.

MORBIDITÉ ET PERTES TOTALES (RETRAITES, RÉFORMES ET DÉCÈS) MOYENNE PAR ARMES (INTÉRIEUR DE 1888 A 1905)

	PERTES TOTALES p. 1 000 effectif	MORTALITÉ p. 1000 effectif	MORBIDITÉ p. 1000 effectif
Prisons militaires, pénitenciers et ateliers de travaux publics.	11,07	2,20	15,81
Sections d'infirmiers militaires.	8,79	1,21	8,33
Régiments d'infant. de ligne.	8,37	0,93	6,31
— du génie	7,97	0,76	6,06
— de sapeurs-pompiers.	7,24	1,18	4,49
— d'artillerie.	7,32	5,88	5,82
— de cavalerie. . . .	7,23	1,02	6,08
Bataillons d'artillerie à pied .	6 76	0,93	5,60
Escadrons du train des équipages militaires	6,33	0,84	5,71
Sections d'ouvriers et commis militaires d'administration.	6,37	0,92	4,80
Bataillons de chasseurs à pied.	5,50	0,88	4,16
Sections des secrétaires d'état-major et de recrutement. .	5,06	1,19	4,70
Légion de la garde républicaine	4,70	2,06	10,19
Compagnies de cavaliers de remonte.	4,60	1,06	5,65
Compagnies d'ouvriers d'artillerie et d'artificiers. . . .	4,46	6,66	3,97
Régiments de zouaves	3,94	0,72	3,45
Ecoles militaires.	3,15	0,92	5,75

4° État des pertes par tuberculose par corps d'armée.

La répartition de la tuberculose à la surface du territoire doit être considérée en rapport avec la répartition du contingent. Or, à ce point de vue, il existe deux périodes assez tranchées. Celle qui s'étend de 1886 à l'époque actuelle pendant laquelle le recrutement est absolument régional, les hommes étant simplement changés de subdivision dans la même région, puis la période antérieure à l'année 1886 où le recrutement ne fut que partiellement régional. La répartition de la tuberculose par corps d'armée subit de ce fait des modifications importantes. Nous avions dressé pour les faire ressortir des cartes qui malheureusement ne peuvent entrer dans la justification de ce livre. Du moins les chiffres suivants donneront-ils une idée des différences qui marquent ces deux périodes.

PERTES PAR TUBERCULOSE PAR CORPS D'ARMÉE (RÉFORMES, RETRAITES, DÉCÈS) P. 1000 EFFECTIF

PÉRIODE DE 1877 A 1885		PÉRIODE DE 1888 A 1905	
4e Corps d'armée . .	6	4e Corps d'armée . .	11,14
8e — — . .	5,93	10e — — . .	10,43
18e — — . .	5,75	3e — — . .	10,02
12e — — . .	4,86	Gouvernement militaire de Paris	9,12
1er — — . .	4,84	11e Corps d'armée . .	8,91
9e — — . .	4,84	9e — — . .	8,68
Gouvernement militaire de Paris	4,67	5e — — . .	8,42
11e Corps d'armée . .	4,65	2e — — . .	8
16e — — . .	4,52	17e — — . .	7,97
6e — — . .	4,51	12e — — . .	7,91
5e — — . .	4,38	13e — — . .	7,87
13e — — . .	4,33	7e — — . .	7,56
3e — — . .	4,00	18e — — . .	7,28
10e — — . .	3,98	8e — — . .	7,05
2e — — . .	3,69	15e — — . .	6,91
17e — — . .	3,40	14e — — . .	6,3
14e — — . .	3,25	1er — — . .	6.87
15e — — . .	3,13	6e — — . .	6,74
7e — — .	2,55	16e — — . .	6,25

Comme on le voit, la période de recrutement régional donne une prédominance marquée pour les départements Normands et Bretons, que les études de la Com-

mission extra-parlementaire de 1898 permettent de
considérer comme un des foyers les plus intenses de
tuberculose. Les chiffres de la période antérieure sont
beaucoup plus uniformes et ne se répartissent pas de la
même manière. Des recherches faites sur la répartition des classes 1883 et 1884 nous donnent une explication rationnelle de ces modifications. En effet[1], le
3e Corps par exemple reçoit un grand nombre de
recrues, du 1er, du 2e, du 5e et du 6e Corps d'armée
Sur 73 centres qui envoient leurs hommes dans cette
région, 19 appartiennent au 1er et 2e Corps, 23 au 5e
et 6e, 30 seulement sont de la région du Nord-Ouest,
c'est-à-dire que plus de la moitié du contingent du
corps d'armée provient de régions étrangères. On
conçoit par conséquent que la proportion des pertes
par tuberculose se rapproche de celle constatée dans
ces régions. Les chiffres qui l'expriment sont en effet
les suivants :

IIIe Corps d'armée.	4	p. 1000
Ier —	4,84	—
IIe —	3,69	—
Ve —	4,38	—
VIe —	4,51	—

Par contre, dans le 4e Corps d'armée, le recrutement
est plus régional : sur 83 centres, 40 appartiennent
à la Bretagne ou à la Normandie et les autres sont surtout les corps d'armée du Centre et de l'Est, 5e, 6e, 12e,
13e. Il est présumable que le chiffre élevé des pertes
de ce corps d'armée (6 p. 1000) tient à cette répartition
plus régionale, et aussi à ce que les recrues proviennent
de départements plus atteints.

[1] Répartition de la classe 1883 et 1884. B. O. P. R. 1884 et
1885.

D'autre part, les hommes provenant des 3e, 4e, 10e et 11e régions ont surtout été versées dans les 5e, 9e, 18e et 6e Corps d'armée, ainsi qu'à Paris, ce qui explique sans doute le taux relativement élevé des pertes par tuberculose dans ces corps d'armée.

Le 18e et le 6e notamment semblent avoir subi cette influence, car si on dresse la liste des corps d'armée en leur donnant un rang en rapport avec le taux de leurs pertes pour 1000 effectif, en partant du chiffre le plus fort pour finir au taux le plus faible, on voit que le 18e Corps qui occupe le treizième rang pour la période de 1888-1905 prend le troisième pour la période 1877-1885. Le 6e corps de fin de liste avec le n° 17 dans la première répartition 1888-1905 passe au n° 10 dans la statistique 1877-1885.

De ces recherches, il résulte que le développement de *la tuberculose dans l'armée est étroitement en rapport avec l'origine des contingents*. Si ceux-ci proviennent d'une région où la tuberculose sévit d'une façon particulière sur la population civile, comme dans nos départements du Nord-Ouest, et s'ils restent dans leurs pays d'origine, le corps d'armée qui y réside offre une proportion de tuberculeux plus forte que ceux situés dans des régions à population civile moins atteinte. De plus, si Bretons et Normands sont versés dans des corps d'armée éloignés de leurs pays, ils élèvent dans ces derniers la morbidité tuberculeuse ; c'est d'ailleurs là un fait banal de la pathologie militaire, qui se calque sur la pathologie et l'hygiène urbaines. Pour la tuberculose, cette influence doit même être encore plus profonde quand on songe que la tuberculose familiale entre pour une grande part dans son éclosion et son évolution ultérieure.

5° *Statistique concernant la tuberculose dans la marine.*

La fréquence de la tuberculose est plus grande chez le marin que chez le soldat. C'est là un fait constaté depuis longtemps et signalé notamment par P. Rochard en 1855. Les travaux récents de Vincent et Burot[1] ont confirmé cette manière de voir. Pour ces auteurs, la tuberculose fournirait le quart des décès généraux dans la marine française, soit 258 pour 1000 décès généraux pour la période quinquennale de 1891-1895, alors que dans l'armée de terre cette proportion est de 170 p. 1000, et que dans la population civile française elle serait de 210 p. 1000. (Bertillon).

La répartition de cette mortalité par tuberculose entre les divers groupes *territoriaux* de marins, est assez curieuse, car si la mortalité est de 450 p. 1000 à Brest et à Rochefort, elle n'est que de 250 à 260 p. 1000 à Toulon. Comme le recrutement est aussi régional que possible, n'y aurait-il pas lieu de penser que le pays d'origine et les antécédents familiaux jouent un rôle considérable sur le développement de la tuberculose pulmonaire dans la marine comme dans l'armée de terre.

La très grande fréquence de la tuberculose n'est pas d'ailleurs le monopole de la marine française. Toutes les marines européennes se trouvent dans la même situation.

Les statistiques que nous possédons à ce sujet sont malheureusement fort incomplètes. Laplu part[2], comme

[1] Vincent et Burot. Statistique de la Flotte française, Paris, 1897.

[2] Kovatcheff. Contribution à l'étude de la tuberculose pulmonaire dans les armées. Thèse Nancy, 1900, p. 60 et suite.

en France jusqu'en 1869, ne sont dues qu'à des travaux particuliers et n'ont donné d'une façon constante que la mortalité, comme les mémoires antérieures à 1862 l'avaient fait pour l'armée de terre. Quoi qu'il en soit, un fait est évident, la tuberculose est plus fréquente dans l'armée de mer que dans l'armée de terre, du moins d'après les documents que nous avons actuellement en main. La statistique de la marine n'existe que depuis 1899, elle se termine en 1904; nous nous contenterons donc d'inscrire ici les tableaux de morbidité et de mortalité relatés dans le dernier volume de la statistique et concernant les arsenaux et les établissements de la marine.

MORBIDITÉ ET MORTALITÉ TUBERCULEUSES MOYENNE 1900-1904
DANS LES ARSENAUX ET LES ÉTABLISSEMENTS DE LA MARINE

Arsenaux.	MORBIDITÉ p. 1000 effectif	MORTALITÉ p. 1000 effectif	Établissements.	MORBIDITÉ p. 1000 effectif	MORTALITÉ p. 1000 effectif
Cherbourg .	46,22	7,60	Indret . .	23,22	2,75
Brest. . . .	42,63	10,80	Guérigny.	18,91	3,20
Lorient . .	37,35	7,72	Ruelle . .	25,95	2,92
Rochefort .	20,74	4,73			
Toulon. . .	17,53	2,83			

Nous ajouterons la morbidité de la tuberculose par force navale en France qui permet de faire ressortir l'état sanitaire lamentable des dépôts des Équipages de la flotte. C'est là d'ailleurs qu'on verse au moment d'un départ tous les malingres. M. Couteaud[1] a bien

----

[1] COUTEAUD. La tuberculose à bord. *Arch. de méd. navale,* 1903.

fait ressortir les inconvénients d'un pareil état de choses.

Défense du littoral	4,8 p. 1000
Bataillons d'apprentis fusiliers	4,6 —
Navires isolés	6,4 —
Escadres	7,4 —
Dépôt des équipages de la flotte	22,5 —

LEGRAND [1] et AUFFRET [2] ont donné des statistiques partielles intéressantes, concernant l'arsenal de Brest. Elles montrent l'état sanitaire déplorable des ouvriers de cet arsenal. Il y aurait un véritable intérêt, au point de vue prophylactique et social, à pouvoir, tout en subvenant à leurs besoins et à leur traitement, les éloigner des établissements de l'État, auquel ils ne peuvent rendre que des services bien précaires, et à les séparer de leurs camarades qu'ils contagionnent.

Les chiffres suivants font ressortir comme pour l'armée de terre l'influence du pays d'origine des ouvriers des arsenaux sur la fréquence de la tuberculose qui se traduit ici par une mortalité très élevée — dans les régions bretonne et normande.

MORTALITÉ SUIVANT LE PAYS D'ORIGINE (LEGRAND)

Ouvriers originaires de la Manche (port de Cherbourg)	73 p. 100
— — du Finistère (port de Brest)	69 —
— — du Morbihan (port de Lorient)	50 —
— — de la Charente-Inférieure (port de Rochefort)	43 —
— — du Var (port de Toulon)	38 —
— — de la Corse (port de Toulon)	50 —

[1] LEGRAND. État sanitaire des arsenaux de la marine. *Caducée*, 1904, n° 17, p. 236.

[2] AUFFRET. La tuberculose dans l'arsenal maritime de Brest. *Arch. de méd. navale*, 1900, vol. 73, p. 405.

LEMOINE.   3

6° *Comparaison de la tuberculose dans l'armée française et dans l'armée allemande.*

Nous empruntons le tableau de comparaison au rapport de M. le médecin-inspecteur KELSCH, qui, au sujet des statistiques étrangères, s'exprime ainsi : « *Je ne puis m'empêcher de penser que les écarts* « *notables qui séparent la statistique française de* « *ses congénères sont dus, en partie du moins, à des* « *divergences dans les procédés d'opération.* »

On ne peut nier cependant la baisse de morbidité tuberculeuse constante et rapide dans l'armée allemande. L'explication est simple autant que suggestive. La sélection[1] en Allemagne peut se faire d'une façon beaucoup plus large en raison du nombre double des inscrits, comme le démontrent les chiffres suivants :

	ALLEMAGNE	FRANCE
Nombre des inscrits	540.000	327.000
Ajournés	730.000	72.500
Total	1.270.000	399.500
Nombre des hommes appelés		220.000 en moyenne.
Nombre des réformes annuelles	21.000	15.000
Soit p. 1000 effectif	95	68

Introduisant moins de suspects dans leurs casernes et en faisant des éliminations plus larges, les Allemands ont une morbidité moindre que la nôtre. Ce n'est pas là une affaire de diagnostic précoce, c'est une affaire de natalité contre laquelle évidemment nous ne pouvons lutter que par plus de discernement et par une amélioration non seulement de l'hygiène militaire, mais des hygiènes urbaines scolaire et infantile.

[1] Comparaison de la morbidité et de la mortalité dans les armées française et allemande. *Caducée*, 12 janvier 1903, p. 16.

COMPARAISON DE LA MORBIDITÉ TUBERCULEUSE
DANS LES ARMÉES FRANÇAISE ET ALLEMANDE (KELSCH)

	ARMÉE FRANÇAISE	ARMÉE ALLEMANDE
1888	4,38	3
1889	4,85	3,2
1890	5,11	
1891	5,72	3,3
1892	5,71	3,1
1893	5,88	2,4
1894	6,13	2,4
1895	7,03	2,3
1896	6,38	2,3
1897	6,84	2,2
1898	6,47	1,9
1899	5,84	1,7
1903 [1]	5,34	1,60
1904	4,70	1,60
1905	4,70	1,60

Enfin, la faible morbidité tuberculeuse de l'armée allemande s'explique encore par le fait que la tuberculose est moins fréquente dans la population allemande que dans la nôtre. Tandis que chez nous la mortalité tuberculeuse de 1893 à 1904 oscille entre 2,9 et 3,2, celle de l'Allemagne [2] pour la même période varie de 1,9 à 2,9 pour 1000 habitants. Dans ce pays, c'est surtout la tuberculose pulmonaire qui diminue, car les chiffres placés sous la rubrique « autres tuberculoses » sont beaucoup plus élevés qu'en France : 1,9 à 2 pour 1000 habitants en Allemagne au lieu de 0,2 à 0,5 chez nous.

[1] Ces derniers chiffres nous ont été très obligeamment communiqués par le service de la statistique de l'armée.

[2] Das deutsche Reich ni Gesundheitlicher und Demographischer Beziehung. *Congrès international d'hygiène et de démographie de 1907*, p. 45.

CHAPITRE II

INFLUENCE DE LA SÉLECTION

CONSEILS DE REVISION ET VISITES D'INCORPORATION. — DIAGNOSTIC PRÉCOCE. — PROCÉDÉS DE LABORATOIRE. — EXAMEN CLINIQUE. — ANOMALIES INSPIRATOIRES. — ANTÉCÉDENTS FAMILIAUX. — MESURES DE ROBUSTICITÉ. — SYMPTÔMES GÉNÉRAUX.

Comme nous l'avons vu dans le chapitre consacré à l'étude de la statistique de la tuberculose pulmonaire dans l'armée, cette affection frappe surtout les jeunes soldats pendant les six premiers mois de leur service. La longueur de l'incubation de la maladie autorise à penser que, dans ces conditions, l'origine du mal doit être recherchée à une époque antérieure à l'incorporation. La logique nous amène donc à regarder l'insuffisance de la sélection comme une des causes principales du développement de la tuberculose pulmonaire dans l'armée [1], et la conclusion qui s'impose au point de vue prophylactique, c'est que la principale mesure à prendre consiste à rechercher les moyens de rendre

[1] G. H. LEMOINE. Morbidité tuberculeuse dans l'armée. *Revue de la tuberculose*, 1903, p. 156 et *Arch. de méd. mil.*, février 1905. La statistique médicale de l'armée en 1902.

cette sélection plus parfaite. La circulaire[1] du 13 janvier 1908, relative à l'élimination des hommes physiquement impropres au service militaire, est venue confirmer à ce point de vue les prescriptions des circulaires des 20 novembre 1902, 2 mars 1903 et 28 novembre 1904, en insistant avec grande raison sur l'appréciation du minimum d'aptitude qui ne doit pas être trop *réduit*, et répondre dans tous les cas aux conditions requises par l'instruction du 22 octobre 1905 sur l'aptitude physique, conditions implicitement imposées par la loi du 21 mars 1905 sur le recrutement de l'armée. A notre avis, un des gros éléments de la prophylaxie réside en effet dans les examens faits soit au conseil de revision, soit à la visite d'incorporation, soit au cours des trois premiers mois de service. C'est pourquoi nous insisterons ici d'une façon particulière sur les moyens mis à la disposition de l'expert par le laboratoire et surtout par la clinique pour faire aussitôt que possible le dépistage de la maladie.

L'influence de la sélection faite en premier lieu au conseil de revision ressort d'une façon frappante de l'examen du tableau suivant où nous avons représenté les rapports de la morbidité tuberculeuse chez les *jeunes soldats* avec le nombre des exemptions prononcées au conseil de revision. Pour son établissement, nous avons relevé d'abord, dans le compte rendu annuel du recrutement, le nombre des exemptions totales, puis les chiffres d'exemptions concernant la phtisie pulmonaire, les maladies des voies respiratoires et la faiblesse de constitution, et nous avons groupé ces trois catégories sous un chiffre qui en représente le total pour 1000.

[1] B. O., 1908, P. R., p. 32.

Les opérations du conseil de revision ne pouvant avoir d'influence sur la statistique médicale que dans l'année qui les suit, il nous a paru rationnel de placer les chiffres de morbidité tuberculeuse ne concernant que les jeunes soldats, en face des chiffres représentant les exemptions prononcées l'année précédente. Ainsi, les exemptions prononcées par les conseils de revision en 1887 ne peuvent influencer la morbidité tuberculeuse des jeunes soldats que pendant l'année 1888, etc... Une objection cependant peut être faite à cette façon de voir ; c'est que je passe ainsi sous silence la morbidité survenue lors de l'arrivée de la classe et depuis cette époque au mois de janvier. Cette objection est négligeable par ce fait que l'évolution mensuelle de la tuberculose dans l'armée atteint ses maxima de janvier à juillet, comme le démontrent les chiffres moyens rapportés plus haut. De plus, la morbidité des jeunes soldats de la classe suivante vient, pendant le dernier trimestre de l'année, obérer le chiffre de morbidité de la classe précédente.

Mais comme cette façon de faire a été identique pour toute la période 1887-1905, les chiffres représentent bien ici un état comparatif exact.

Le tableau qui suit met en évidence deux points importants : d'abord, la morbidité tuberculeuse chez les jeunes soldats est en raison inverse du nombre des exemptions pour tuberculose pulmonaire, affections pulmonaires et faiblesse de constitution. Les chiffres, notamment de 1894-1895, 1896-1897 et de 1903-1904, sont frappants, à ce point de vue ; ensuite, il y a lieu de remarquer le parallélisme étroit existant entre les nombres des exemptions totales et ceux des exemptions pour affections pulmonaires et faiblesse de constitution, preuve que les oscillations des exemptions sont surtout dues aux éliminations plus ou moins larges prononcées pour ces affections. On conçoit dès lors l'influence très marquée des opérations du conseil de revision sur la morbidité tuberculeuse chez les jeunes soldats.

COMPARAISON ENTRE LE NOMBRE DES EXEMPTIONS POUR PHTISIE PULMONAIRE, MALADIES DES VOIES RESPIRATOIRES, FAIBLESSE DE CONSTITUTION ET DES EXEMPTIONS TOTALES AVEC LA MORBIDITÉ TUBERCULEUSE DES JEUNES SOLDATS.

	CHIFFRE des exemptions pour phtisie pulmonaire, maladies des voies respiratoires et faiblesse de constitution. p. 1000 effectif.	CHIFFRE des exemptions totales. p. 1000 effectif.	TAUX de la morbidité tuberculeuse chez les jeunes soldats. p. 1000 effectif.
1887	28,3	226,7	
1888	23,7	202	6,6
1889	21,7	202,8	6,37
1890	15,6	139,7	6,26
1891	18,5	147,2	7,19
1892	17,2	142,3	7,08
1893	17,3	142,7	7,59
1894	12,2	100,6	8,53
1895	13,2	123,2	10,03
1896	11,7	112,3	8,62
1897	13,5	118,9	9,65
1898	12,6	113,7	9,15
1899	17,9	141,8	8,37
1900	14,3	121,3	8,80
1901	15,3	117,5	10,5
1902	12	91,1	10
1903	22,1	125,4	9,93
1904	16,8	100,3	9,14
1905	18,5	106,5	8,49

Un premier point semble donc acquis ; c'est que les décisions du conseil de révision ont une influence sur la morbidité tuberculeuse, et que par conséquent, tel qu'il fonctionne, il peut rendre les services qu'on attend de lui, c'est-à-dire faire une première sélection importante.

En face d'une natalité dont l'insuffisance s'accentue chaque année, entraînant par là-même une diminution notable des effectifs, on a eu la pensée, pour grossir ceux-ci, d'admettre dans les rangs de l'armée un certain nombre d'hommes ne présentant pas toutes les qualités physiques exigibles du soldat propre à faire campagne. On crut, en 1894, y parvenir en incorporant des hommes présentant certaines tares corporelles, avec l'intention de leur donner divers emplois en dehors du rang.

Le fait s'est reproduit après la loi de 1905 en ce qui concerne les services auxiliaires. Malheureusement, au lieu de n'admettre dans cette catégorie que des hommes atteints de tares légères, de simples vices de conformation, pieds plats, orteils en marteau, hernies facilement réductibles, myopie ou hypermétropie, etc..., on accepta les faibles de constitution, les débiles, hommes qui doivent être l'objet de larges éliminations, surtout lorsqu'à un aspect trop chétif se joignent certains signes douteux du côté de la poitrine, ou lorsque ces sujets présentent dans leurs antécédents des motifs de suspicion tels qu'antécédents familiaux tuberculeux, ou antécédents personnels consistant en bronchites fréquentes, hémoptysies, pleurésie, etc.

La contre-épreuve de cette façon de faire a été fournie par M. GRANJUX[1] qui, opérant en 1894 comme expert devant les conseils de révision, interpréta la circulaire

---

[1] GRANJUX. Le service militaire de deux ans et l'incorporation des « ex-services auxiliaires ». *Revue scientifique*, 24 janvier 1903.

ministérielle dans le bon sens, c'est-à-dire en se montrant moins difficile à l'égard des *imperfections* des organes des sens ou appareils, à condition que les individus offrissent même un supplément de robusticité. M. Granjux eut la curiosité de rechercher quels avaient été les résultats de cette levée faite dans ces conditions. Il n'y eut aucune aggravation de l'état sanitaire dans les garnisons où furent versés les hommes ainsi sélectionnés.

Malheureusement, les chiffres prouvent qu'il n'en fut pas de même partout, soit que l'instruction n'ait pas été suffisamment claire, soit qu'elle ait été mal interprétée. Il est incontestable que l'augmentation du contingent fut obtenue alors par l'incorporation des faibles de constitution et que cette façon de faire dura quelques années. De 20 p. 1000 en moyenne de 1887 à 1893, le chiffre moyen des exemptions pour faiblesse tomba à 12,6 p. 1000 de 1894 à 1898. Depuis et surtout en 1903, 1904, 1905, les chiffres d'exemptions ont atteint de nouveau un taux élevé de 18 à 22 p. 1000.

Pour remédier à cet état de choses, on a cru devoir attirer l'attention sur le mode de fonctionnement des conseils de révision aussi bien au point de vue administratif qu'au point de vue médical. Il a été dit à ce sujet beaucoup de vérités et beaucoup d'erreurs. Il est donc indiqué de s'y arrêter quelques instants.

Le conseil de revision formé de fonctionnaires est tenu d'exécuter les ordres ministériels. Etant donné d'autre part les limites peu précises de la faiblesse de constitution, on conçoit facilement l'erreur des hommes chargés d'opérer le recrutement. En 1894, l'ordre était de prendre le plus grand nombre d'hommes possible. On ne peut s'étonner du résultat obtenu dans de telles conditions. Autant, on conçoit la suppression presque complète des exemptions à l'égard des imperfections des organes des sens et des appareils, autant il faut bien être persuadé que les *faibles de constitution* doivent être l'objet d'une large élimination. Pour quelques-uns qui gagneront la santé au régiment, le plus grand nombre fléchira et ne sera en campagne qu'une cause de désordre et d'encombrement.

La hâte avec laquelle sont menées les opérations surtout dans certaines grandes villes où le nombre des conscrits est considérable, est, d'autre part, le principal reproche adressé au fonctionnement de ce conseil. Je dis le principal, car de cette rapidité découlent toutes les lacunes signalées de l'expertise médicale. Tous les médecins qui ont assisté à ces longues séances, à Paris, sont d'accord sur ce point. Il est impossible aux experts du conseil de revision de pratiquer un examen médical sérieux au point de vue du dépistage de la tuberculose pulmonaire, le nombre des médecins fût-il doublé ou triplé, et y admît-on les sommités médicales. On écrit bien que, dans une salle particulière, un des médecins pourra examiner tranquillement les cas litigieux ; cette tranquillité n'existe pas et ne peut exister d'une façon suffisante pour pratiquer par exemple une auscultation du poumon de quelque valeur. Les entrées et les sorties incessantes qui se font dans ce local, les conversations des hommes qu'on ne peut supprimer, la diversité des lésions à examiner et la rapidité relative et *forcée* des opérations, toutes ces conditions inévitables rendent impossible l'examen de l'appareil respiratoire.

C'est se faire une étrange illusion, que ne partagent pas d'ailleurs les praticiens militaires, de penser que des modifications introduites dans le fonctionnement du conseil de revision seront de quelque utilité dans la lutte pour la prophylaxie de la tuberculose pulmonaire dans l'armée.

Diminuer la rapidité des opérations dans le milieu où elles se poursuivent n'aboutirait à aucun résultat pratique. C'est à tête reposée, et à la suite d'une observation de plusieurs jours, quelquefois de plusieurs semaines et de plusieurs mois, qu'on peut porter une saine appréciation sur l'aptitude au service d'un sujet prédisposé à contracter la tuberculose au régiment. *Il faut conserver le conseil de revision tel qu'il fonctionne,* avec quelques perfectionnements de détail ; *ce n'est et ce ne sera toujours qu'un filtre dégrossisseur nécessaire.* Les chiffres cités plus haut prouvent que si ce filtre n'a pas toujours donné ce qu'il devait et pouvait rendre pour la prophylaxie de la tuberculose, c'est qu'*on ne l'a pas toujours utilisé comme il devait l'être ; ses mailles étaient trop larges ou mal agencées.*

Le perfectionnement des procédés d'expertise se heurte au même obstacle : la rapidité nécessaire de ces premières opérations. D'ailleurs, l'appréciation de la robusticité par le coup d'œil d'ensemble du médecin et pour certains par l'emploi de quelques mensurations sur lesquelles nous reviendrons tout à l'heure paraissent suffisants.

En dehors de ces éléments d'appréciation que tous les médecins militaires connaissent et peuvent utiliser au conseil de revision pour l'élimination d'un certain nombre de débiles, il ne peut guère être question d'aller plus loin.

N'a-t-on pas, en effet, préconisé l'examen des crachats des conscrits et l'exposition des hommes à poitrine suspecte devant l'écran radioscopique ? Même en admettant que dans les conditions forcément défectueuses où elles se pratiqueraient, ces opérations puissent donner toute sécurité au point de vue du diagnostic, ne voit-on pas de suite le temps qu'il faudrait pour les mener à bien, et les complications qu'entraînerait le transport d'un outillage aussi délicat que celui de ce laboratoire spécial.

Non, *le conseil de revision ne peut être considéré comme destiné au dépistage spécial de la tuberculose pulmonaire* latente ou en évolution. Quelques affections peuvent, après un examen rapide et complet, être l'objet de solutions sur place, mais la plupart des affections médicales, et surtout celles qui révèlent une atteinte de l'appareil pleuro-pulmonaire, ne sont pas du ressort du conseil de revision.

L'examen au chef-lieu du département après l'achèvement des opérations du conseil, qui est l'analogue de l'examen au second degré pratiqué dans l'armée allemande, pas plus que la visite de départ réservée depuis ces dernières années à quelques unités réclamant un sursis pour cause de santé, ne peuvent tenir lieu d'un second triage pourtant indispensable. La raison en est dans le temps nécessaire à l'examen d'un homme à poumons suspects et dans les moyens mis à la disposition de l'expert. Or, même dans les contre-visites opérées au chef-lieu du département, le diagnostic d'une lésion pulmonaire à la période prétuberculeuse ou l'appréciation du degré de résistance du terrain organique ne peuvent être faits d'une façon suffisante pour entraîner une décision de réforme. Le suspect ne peut être examiné qu'à la visite d'incorporation ou ultérieurement au cours du service soit au régiment, soit à l'hôpital. A ce moment seulement pourra se faire une véritable sélection au point de vue spécial qui nous occupe ici, et ce n'est qu'au bout de trois à six mois que le triage pourra être considéré comme complètement achevé.

On comprend facilement l'importance de la seconde épreuve. Du soin apporté à décéler l'infection tuberculeuse au début ou une prédisposition spéciale congénitale ou acquise à contracter la maladie, dépend l'augmentation ou la réduction des chiffres de morbidité des jeunes soldats. On peut regretter à ce point de vue que les radiations prononcées au moment de l'incorporation ne figurent plus à part dans la statistique, comme cela s'était fait jusqu'en 1900, car il est certain que les hommes réformés à cette seconde visite doivent être mis au compte de la sélection première et non entrer dans le total des pertes par tuberculose survenues au régiment, puisque ces hommes ne sont pas soldats et ne le seront jamais.

Il y aurait lieu aussi de faire une catégorie spéciale des radiations survenues pendant les six premiers mois, ce qui serait facilité par l'établissement de la statistique militaire, par *années militaires*. On obtiendrait ainsi la véritable morbidité tuberculeuse militaire, les hommes atteints pendant les six premiers mois n'étant en somme qu'à la période d'essai ; et le taux de leurs radiations devant la plupart du temps s'ajouter à celui des radiations prononcées à la visite d'incorporation.

Le rapprochement des chiffres de pertes par tuberculose (décès, réformes et retraites) concernant les soldats qui accomplissent la fin de leur première, deuxième ou troisième année de service, avec ceux des réformes et des retraites prononcées l'année précédente parmi les jeunes soldats qui ont six mois de service pourrait seul nous renseigner sur l'influence favorable ou l'insuffisance de la sélection faite au moment et après l'incorporation. Nous possédons bien à cet égard quelques documents, mais ils ne datent que de 1901, année où on inaugura la répartition des décès, réformes et retraites, entre les anciens et les jeunes soldats. Les chiffres suivants ne donnent aucun renseignement à ce sujet — ils sont encore trop peu nombreux.

INFLUENCE DES RÉFORMES ET DES RETRAITES PRONONCÉES LA PREMIÈRE ANNÉE DE SERVICE SUR LES PERTES TOTALES PAR TUBERCULOSE (DÉCÈS, RÉFORMES, RETRAITES) CONSTATÉES CHEZ LES ANCIENS SOLDATS.

RÉFORMES retraites et décès des jeunes soldats.		RÉFORMES retraites et décès prononcées chez les jeunes soldats devenus l'année suivante anciens soldats.		CHIFFRES de morbidité des jeunes soldats devenus l'année suivante anciens soldats.
p. 1000 effectif		p. 1000 effectif		p. 1000 effectif
1901 . . .	11,33	1902 . . .	4,65	5,13
1902 . . .	9,31	1903 . . .	5,41	4,70
1903 . . .	12	1904 . . .	6,02	5,56
1904 . . .	11,78	1905 . . .	5,31	4,79

Le chiffre des réformes et retraites en 1901 est élevé tandis que celui de 1902 l'est moins. Et on pourrait dire que sous cette double influence les radiations ont été moins considérables en 1902 qu'en 1903. Mais en 1903 et 1904 les proportions sont inverses.

Nous ne nous arrêterons pas plus longtemps sur ces documents statistiques insuffisants. Nous constaterons seulement pour l'instant qu'il est impossible de se rendre compte de l'influence de la sélection faite à l'incorporation sur la morbidité tuberculeuse dans l'armée.

Il est rationnel de penser que cette influence est considérable.

Théoriquement, en effet, l'insuffisance de la sélection est l'origine de la morbidité tuberculeuse. Si on pouvait, lors des examens auxquels est soumis le jeune conscrit, trouver dans les divers éléments de cet examen, un criterium permettant d'apprécier le degré de résistance du sujet aux influences morbides néfastes qui l'attendent à la caserne, la morbidité tuberculeuse serait par là même presque annihilée. Malheureusement, *ce criterium n'existe pas*, comme nous le verrons ; et à ce mot *insuffisance*, on doit substituer celui d'*impossibilité*. Du moins pourrons-nous obtenir par des moyens appropriés que cette sélection soit moins imparfaite. Ainsi se justifie la place que nous donnerons ici à la façon d'opérer cette sélection dans les meilleures conditions possibles.

De toutes les expertises auxquelles procède le médecin d'armée, celle qu'il est chargé de pratiquer au moment de l'incorporation du contingent annuel est certainement la plus importante. De son savoir, de son tact, peut dépendre la vie ou la mort des hommes qui lui sont confiés. Sa préoccupation, son unique souci doit être de faire servir ce stage sous les drapeaux au développement normal de l'organisme et à l'accroissement de sa force de résistance.

Parmi les recherches qui lui sont soumises, il n'en est pas de plus délicate que celles concernant l'examen de l'appareil pulmonaire pour y dépister la tuberculose dès l'origine afin d'en prévenir l'évolution.

Un grand nombre de méthodes ont été préconisées dans ces dernières années pour atteindre ce but.

Les unes peuvent être dites méthodes de laboratoire[1], comme les injections de tuberculine, la cuti et l'oculo-réaction, l'épreuve de l'agglutination, etc… ; les autres appartiennent à la clinique et consistent à rechercher d'une façon précise les signes de lésion pulmonaire et surtout les symptômes généraux qu'elle engendre.

On sait que l'une des premières, l'injection de tuberculine fut employée en Allemagne pour opérer une sélection parmi les hommes de la garde royale prussienne. Mais le nombre de ceux qui réagissaient fut tel qu'on dût renoncer immédiatement à ce moyen de sélection. Le médecin militaire autrichien FRANZ obtint une réaction chez 61 p. 100 des jeunes soldats du 1er régiment de Bosnie ; LUDWIG, chez 45 p. 100 de sujets non sus-pects de tuberculose[2].

Indice de la présence du bacille de Koch dans l'organisme, cette opération comme les suivantes ne semble pas donner un renseignement exact sur l'état de résistance du sujet qui, tout en recélant le germe en quelque repli de son organisme, peut n'en pas subir les atteintes conservant ainsi son aptitude à entrer dans l'armée.

Cette épreuve est faite actuellement en France avec la tuberculine de ROUX et BORREL employée à 1/4 ou 1/2 milligramme. Nombre d'observateurs la regardent comme non dangereuse et s'en servent dans les cas douteux[3].

Plusieurs autres méthodes dérivées de celle-ci ont été préconisées récemment. La première, par PIRQUET et

[1] GÉNEVRIER. Du diagnostic précoce de la tuberculose par les procédés de laboratoire. *Bulletin médical*, 1904, p. 1037.

[2] Mémoire de KELSCH de la *Revue d'hygiène*, 1900, p. 667.

[3] Voir *Soc. méd. des Hôpitaux*, et 1907 Société d'études scientifiques sur la tuberculose, *Bulletin médical*, 1906, n° 60.

Vallée consiste à pratiquer sur la peau des scarifications superficielles et à enduire la surface cruentée avec
de la tuberculine. Dix à quinze heures après l'application il se produit une petite plaque érythémateuse au voi-
sinage des scarifications. Puis, de la vingtième à la tren-
tième heure, on constate un bourrelet cutané, d'aspect
rose pâle, ressemblant à une plaque d'urticaire. Souvent,
vers le deuxième jour apparaissent quelques vésicules
contenant un liquide louche qui contient de nombreux
polynucléaires. L'éruption réalise le plus souvent l'aspect de la fausse vaccine. Les phénomènes inflamma-
toires disparaissent ensuite progressivement pour se
terminer au bout d'une dizaine de jours. Cette réaction
a manqué chez des tuberculeux avérés. Von Pirquet
lui-même, dans 48 cas de tuberculose vérifiés à l'autopsie,
n'a eu que 31 cas positifs contre 17 négatifs. Mêmes
constatations ont été faites par Olmer et Terras[1], Braun
et Burnet[2]. On n'a pas signalé d'accidents consécutifs
à cette épreuve qui a pris le nom de cuti-réaction.

La seconde méthode, connue sous le nom d'ophtalmo-
réaction, consiste à instiller dans l'œil une goutte d'une
solution aqueuse de tuberculine à 1 p. 100 (Calmette).
Déjà, avant lui, Wolff-Eissner de Vienne avait employé
la tuberculine brute à 1 p. 10 de la même façon, mais
sans se prononcer sur la valeur de la réaction consécutive. C'est donc bien à Calmette[3] et à ses collaborateurs
Breton, Petit et Paimblan, qu'on doit la première étude
scientifique sur le sujet. D'après les auteurs, l'ophtalmo-réaction se montrerait plus fidèle que la cuti-réac-

[1] Olmer et Terras. *Presse médicale*, 18 septembre 1907.

[2] *Société de biologie*, 13 juillet 1907.

[3] C. R. de l'Acad. des Sc., 17 juin 1907. *Presse médicale*, n° 49,
1907, p. 388.

tion. Seuls, les cachectiques ne réagiraient qu'exceptionnellement. M. CALMETTE note expressément que pour obtenir cette réaction, il faut se servir de la tuberculine sèche précipitée par l'alcool, au lieu de la tuberculine brute glycérinée. COMBY[1] en a fait l'expérience chez les enfants et s'en est montré très satisfait. Cependant plusieurs médecins des hôpitaux de Paris ont trouvé la méthode en défaut pour l'adulte[2]. Elle aurait donné à CHAUFFARD une réaction positive sur un sujet chez lequel l'autopsie n'a révélé aucune lésion tuberculeuse; d'autres l'ont accusée de présenter des dangers; on a cité des accidents sérieux du côté de l'œil. M. le professeur SIMONIN[3], qui a essayé l'ophtalmo-réaction au Val-de-Grâce, a noté aussi quelques discordances entre le résultat de l'examen clinique et celui de la réaction oculaire. Cette dernière s'est montrée très vive, très douloureuse et très longue chez deux malades sur huit.

Même constatation et même incertitude dans le résultat diagnostique de cette épreuve ressortent des recherches de F. ARLOING[4] et d'un groupe d'observations de J. BAUR[5].

Ces derniers faits, ainsi que ceux rapportés par M. DEBOMBOURG[6], imposent donc une certaine réserve sur l'emploi de l'ophtalmo-réaction dans l'armée. M. le médecin-inspecteur DELORME[7] a exprimé le même avis

[1] COMBY. *Soc. méd. des Hôpitaux*, janvier 1908.
[2] CHAUFFARD, DUFOUR. *Soc. méd. des Hôpitaux*, janvier 1908.
[3] SIMONIN. *Soc. méd. des Hôpitaux*, 1908.
[4] F. ARLOING. *Société de biologie*, 2 mai 1908.
[5] BAUR. L'ophtalmo-diagnostic de la tuberculose. *Revue de la tuberculose*, 1908.
[6] DEBOMBOURG. De l'ophtalmo-réaction à la tuberculine. Thèse Lyon, 1907.
[7] DELORME. *Bull. Académie de médecine*, 21 janvier 1908.

dans sa communication à l'Académie de médecine, et
M. Hutinel de son côté vient de proscrire l'emploi de
l'ophtalmo-réaction chez les enfants.

La tuberculine a encore été employée en friction, sur
la peau préalablement rasée, et alors qu'elle est encore
sous le feu du rasoir, par Lignières et H. Naegeli, Ackerblom et P. Vernier [1]. Ces derniers auteurs ont aussi utilisé en friction dans les mêmes conditions des amas de
bacilles morts ; Moro et Boganof [2] ont composé un on-
guent avec la tuberculine de Koch et la lanoline anhydre.
Ils frictionnent la peau du ventre ou de la poitrine
pendant une demi-minute avec une parcelle de cette
pommade de la grosseur d'un pois. La réaction sous
forme de papules locales se produit en 24-48 heures.
M. Ch. Mantoux [3] vient d'utiliser un nouveau procédé
consistant à provoquer une réaction locale par l'injection intra-dermique d'une goutte, contenant $1/100^o$
de milligramme d'une solution de tuberculine dosée à
1 p. 5000. On peut ajouter pour rendre l'injection parfaitement indolore 1 p. 200 de cocaïne ou de stovaïne.
La réaction positive se traduit par une infiltration
blanche ou rosée, entourée d'une zone d'érythème. Elle
atteint son acmé au bout de 48 heures, régresse ensuite,
mais ne disparaît que lentement. Cette méthode ne pré-
senterait aucun danger. Sur 250 sujets ne présentant
pas de signe de tuberculose, ou n'en présentant que des

[1] H. Naegeli, Ackerblom et Vernier. Beiträge zur diagnose der
Tuberculose. *Therap. Monatshefte*, 1er janvier 1908.

[2] Moro et Boganof. Zur Pathogenese gewisser Integument veran-
derungen bei Scrofulosen. *Wiener klin. Wochenschr.*, 1er août 1907
et *Presse médicale*, 29 juillet 1908.

[3] Ch. Mantoux-Hutinel. *Bull. de l'Acad. de méd.*, 27 octobre
1908.

signes douteux, la moitié environ soit 129 ont réagi. Voilà donc encore un procédé qui ne pourra guère servir dans l'armée pour y faire une sélection rationnelle. Car, à ce point de vue, elle a les mêmes inconvénients que ses congénères. Du moins pourrait-elle être autorisée dans nos hôpitaux pour certains cas douteux, si un usage plus prolongé ailleurs en démontre l'innocuité parfaite.

A côté de l'emploi de la tuberculine sous ces différentes formes, on doit placer le séro-diagnostic d'ARLOING et COURMONT [1]. La méthode consiste à faire agir le sérum du malade sur une culture homogène de bacille tuberculeux et à constater s'il y a ou non agglutination. Ce procédé a les mêmes qualités et les mêmes défauts que la méthode précédente au point de vue du diagnostic d'une tuberculose latente, mais a du moins le précieux avantage de ne présenter aucun danger pour le malade. ROTHAMEL [2] a étudié le phénomène chez les vieillards cachectiques ; BUARD sur des malades de l'hôpital des Enfants de Bordeaux, MONGOUR (1899-1900).

La méthode a été essayée aussi en Allemagne. Tous les expérimentateurs ont confirmé les faits avancés par ARLOING et COURMONT, à savoir que le sérum ou les humeurs d'individus atteints de tuberculose médicale ou chirurgicale, agglutinent le bacille de Koch cultivé en bouillon glycériné à 6 p. 100.

M. le médecin major ROUGET [3] a inauguré l'application de la séro-agglutination chez des adultes.

---

[1] Congrès de médecine, 1898.

[2] ROTHAMEL. De l'agglutination du bacille de la tuberculose. Thèse Bordeaux, 1899.

[3] ROUGET. Étiologie de la tuberculose pulmonaire dans l'armée. *Archives de médecine militaire*, 1901, p. 1.

Les expériences ont porté sur 183 soldats âgés de 20 à 22 ans, dont 11 atteints de tuberculose ouverte, 49 suspects de tuberculose et 123 paraissant indemnes de toute tare tuberculeuse.

Pour la première catégorie, les résultats ont tous été positifs ; pour la deuxième, il y a eu 45 cas positifs sur 49 examinés, et pour la troisième 80 cas positifs sur 123 examinés. Ces derniers résultats donnent une moyenne de 65, 8 p. 100, c'est-à-dire que, sur 100 soldats paraissant bien portants, près des 2/3 sont en puissance de tuberculose latente !

J'ai essayé moi-même ce procédé en 1901 avec des cultures très obligeamment mises à ma disposition par M. COURMONT. Pendant six mois, j'ai pu me convaincre de sa délicatesse pour bien mettre en évidence une tuberculose soupçonnée par l'examen clinique. Malheureusement, certains résultats n'étaient pas en rapport avec une évolution apparente de la tuberculose, en ce sens que les sujets examinés ne présentaient aucun signe subjectif ou objectif autre que l'agglutination et qu'ultérieurement ceux-ci rentrés au régiment ne présentèrent aucune altération de la santé. D'autre part, JOUSSET et P. PARASKENOPOULOS [1] n'ont pas obtenu d'agglutination dans 30 p. 100 de cas de tuberculose avérée. Enfin le procédé est d'une application difficile, car les cultures doivent être réensemencées souvent et leur conservation en milieu homogène exige toute une série de manipulations délicates qui demandent un véritable tour de main.

Une autre méthode consiste à utiliser des cobayes

---

[1] A. JOUSSET et P. PARASKENOPOULOS. Étude comparative des diverses méthodes de séro-diagnostic de la tuberculose. *Bull. de la Soc. de biol,*, 1905, p. 1063.

tuberculeux auxquels on injecte le sérum du malade suspect. Si le cobaye réagit, le malade est jugé porteur de tubercule (MÉRIEUX).

HUTINEL a fait voir qu'on obtenait une réaction chez les tuberculeux après l'injection sous-cutanée d'un simple sérum artificiel à la dose de 200 à 250 centimètres cubes.

DEBOVE [1], SIROT (de Beaune) [2], LANDOUZY [3], COMBEMALE [4] remarquèrent après les injections de sérum artificiel une réaction fébrile. Mais tandis que LANDOUZY et SIROT accordent à cette réaction une véritable valeur diagnostique, DEBOVE et COMBEMALE la jugent peu sûre et capable d'induire en erreur.

SIROT injecte seulement 20 centimètres cubes. Si, dans les 9 heures qui suivent la température s'élève à 38°, la réaction doit être regardée comme positive. Cette élévation de la température ne dure pas au delà de 24 heures.

Aux résultats négatifs obtenus par Ch. JULLIARD [5] dans la tuberculose chirurgicale avec une solution saline à 9 p. 1000 à la dose de 150 centimètres cubes, le professeur BARD a opposé des faits observés à la clinique médicale de l'Université de Genève, qui prouvent que la production d'une température dépassant 38° 5 et ayant plusieurs heures de durée, constituait une réaction positive d'une grande valeur pour le diagnostic de la tuberculose pulmonaire.

[1] DEBOVE. *Soc. méd. des Hôp.*, 1895.

[2] SIROT. *Semaine médicale*, 1897, n° 53 et *Revue de la tuberculose*, 1897, p. 358.

[3] LANDOUZY. Prophylaxie de la tuberculose. *Acad. de méd.*, 1898, vol. 39, p. 675.

[4] COMBEMALE. 1er Congrès de médecine interl., 1899.

[5] JULLIARD et BARD. *Société médicale de Genève*, 3 février 1903 et *Bull. méd.*, 1903, p. 285.

L'épreuve du vésicatoire de ROGER et JOSUÉ qui se rapproche des procédés de la clinique est inconstante. La diminution du nombre des éosinophiles se montre dans d'autres infections que la tuberculose.

L'inoscopie de JOUSSET consiste à faire digérer dans du suc gastrique artificiel le sang d'un malade et à centrifuger le produit de cette opération pour rechercher dans le culot la présence du bacille de Koch. Elle est d'une application difficile et incertaine, en raison de la fréquence des bacilles acidophiles.

Telles sont les principales données fournies par le laboratoire pour essayer de dépister la tuberculose pulmonaire au début. On peut leur appliquer à toutes un seul et même reproche.

Que nous enseigne le laboratoire ? dit GRANCHER [1] : que la tuberculose existe quelque part dans le poumon ou dans l'organisme, voilà tout. Mais le siège précis de la lésion, sa profondeur, son évolution, surtout, qui nous l'enseigne, sinon la clinique ? Bien supérieure donc est cette dernière méthode.

C'est de l'habitus général, dit ACHARD [2], des antécédents du sujet, des troubles fonctionnels que sont tirées les premières inductions. L'examen local précise ces soupçons. S'agit-il de tuberculose externe ou de tuberculose pulmonaire, c'est sur cet examen pratiqué sans le secours du laboratoire, avec les seules ressources qu'il porte toujours en lui-même, que le praticien doit faire le plus de fonds. GRANCHER a fait voir quel parti on pouvait tirer d'une auscultation faite avec méthode et

---

[1] GRANCHER. Diagnostic de la tuberculose pulmonaire. Rapport au Congrès de la tuberculose de 1902.

[2] ACHARD. Congrès de la tuberculose, 1902. 1re section.

précision ; elle permet de dépister la maladie à la période de germination, c'est-à-dire avant l'apparition de l'expiration prolongée et des craquements, avant même les modifications légères de la sonorité thoracique qui cependant sont déjà un indice précieux et précoce de la tuberculose pulmonaire.

Il est donc nécessaire que, pour mener à bien sa tâche, le médecin ait son attention fixée sur les modifications précoces de l'appareil pulmonaire.

La radioscopie est un de ces moyens, mais il demande comme les procédés de laboratoire une installation et surtout une éducation spéciales et d'autre part les recherches de KELSCH et BOISSON[1] permettent de penser que l'utilisation de cet examen entraînerait un nombre exagéré d'exemptions comme les procédés précédents, puisque sur 120 sujets pris au hasard d'un contingent récemment arrivé et qui venait d'être réparti dans les différentes casernes de Lyon, 51 fois on constata la présence d'adénopathies trachéo-bronchiques.

Il en est de même des recherches de M. le médecin principal SALLE[2] ; sur 50 jeunes soldats, offrant toutes les apparences d'une constitution robuste et jouissant d'une bonne santé habituelle, M. SALLE a trouvé :

31 fois des troubles de transparence des sommets :

A droite seulement.	16 fois.
A gauche —	6 —
Des deux côtés.	9 —

---

[1] KELSCH. La tuberculose dans l'armée et *Bulletin de l'Acad. de méd.*, 1897 et *Bull. méd.*, 22 décembre 1897.

[2] SALLE. Note sur l'emploi des rayons Roentgen chez les jeunes soldats pour déceler les lésions ignorées du cœur ou du poumon. *Bull. de la Soc. méd. des Hôp.*, 11 mars 1902, p. 260.

21 fois une ombre sterno-vertébrale médiane chargée à bords flous :

A droite seulement.	10 fois.
A gauche —	4 —
Des deux côtés.	7 —

9 fois des taches plus ou moins sombres à hauteur du hile :

A droite seulement.	1 fois.
A gauche —	6 —
Des deux côtés.	2 —

Ces résultats confirment ceux obtenus par Kelsch et Boisson, Béclère et font voir combien fréquentes sont les modifications de l'image radioscopique, et le peu de valeur qu'elles peuvent offrir pour opérer une sélection parmi les hommes du contingent, si on voulait reposer uniquement une décision sur cet examen.

La radioscopie paraît être plutôt une méthode de contrôle, complétant ou appuyant utilement les résultats fournis par les moyens usuels. Cependant, comme l'ont fait remarquer MM. Béclère, Claude[1] et Rist[2], elle peut donner des indications nouvelles en faisant voir une diminution de volume du poumon et une limitation de l'excursion du diaphragme à la fin d'une inspiration profonde, du côté lésé, signes qui, avec la constatation de taches délimitées, ou de zones obscures au sommet, permettent de confirmer le diagnostic de tuberculose. Cette recherche doit être faite principalement pour les rengagés, gardes, gendarmes, dont la

[1] Congrès de la tuberculose, 1898.

[2] Rist. Étude sur les renseignements fournis par la radiologie. *Bull. méd.*, 1908, p. 1023.

LEMOINE.   4

réadmission dans les cadres doit être entourée de toutes les garanties possibles.

Mais, de tous les procédés cliniques, l'exploration de la cage thoracique par la vue, la palpation, la percussion et l'auscultation, semble encore aujourd'hui supérieure à toutes les autres méthodes.

M. LETULLE[1] a retracé dernièrement d'une façon précise et méthodique les règles qui doivent présider à l'étude clinique du sommet du poumon. C'est en s'y conformant exactement qu'on arrivera à tirer de la clinique toutes les ressources précieuses et uniques qu'elle nous offre pour l'appréciation des cas soumis à notre examen. Je ne saurais donc mieux faire que d'en résumer ici les principales données.

Et d'abord, c'est dans la position debout, les bras tombants, qu'on doit procéder à l'examen du sujet ; on évitera ainsi de nombreuses erreurs provenant de fausses positions prises par lui dans le décubitus horizontal.

Une deuxième précaution importante consiste à faire respirer normalement le sujet. Ce n'est pas chose facile, et indifférente.

Au commandement de « Respirez », l'homme exagère l'amplication du thorax ; souvent il reste en inspiration n'exécutant que de faibles mouvements respiratoires, ou bien il accélère trop ces mouvements, les rendant ainsi plus superficiels, ou encore il respire par saccades avec effort, apportant ainsi un trouble marqué et non pathologique aux phénomènes de la respiration. Il faut donc attendre quelques instants avant de procéder à

---

[1] LETULLE. *Presse médicale*, 1905, 22 novembre, 29 novembre, 13 décembre, 20 décembre.

l'examen, et ne le commencer que lorsque l'homme a bien compris ce qu'on lui demande et s'est conformé aux règles de la respiration normale, la bouche légèrement entr'ouverte ou fermée, suivant que normalement il respire par le nez ou la bouche. Certains sujets ne peuvent respirer que celle-ci largement ouverte lorsqu'ils sont atteints de végétations adénoïdes, par exemple. Mais d'une façon générale, la respiration devra se faire alternativement par le nez et par la bouche. Cela dit, l'inspection du thorax sur sa face antérieure permettra d'en voir rapidement les déformations, les modifications de l'amplitude, les boiteries respiratoires ; le médecin portera principalement son attention sur les dépressions formées par les creux susclaviculaires, *l'aplatissement de la région sous-claviculaire*. Puis, on examinera le sujet de profil. La voussure du dos, l'inclinaison de la poitrine doivent être notées. Enfin, la vue du thorax postérieur permettra mieux que toute autre position de juger des défauts de symétrie de la cage thoracique.

La palpation viendra de suite contrôler les signes perçus par la recherche du signe de RUAULT. Se plaçant derrière le sujet, on applique ensemble chacune des mains sur les régions sous-claviculaires, en faisant respirer fortement.

On peut ainsi facilement déceler le retard de l'ampliation thoracique du côté suspect. Ce signe est le complément nécessaire de l'inspection.

On procède ensuite à l'appréciation des vibrations thoraciques dans les fosses sus et sous-épineuses, à l'aide de l'application de toute la main ou de la pulpe des doigts dans les régions indiquées, en ayant bien présent à l'esprit qu'en général, celles-ci sont *normalement plus prononcées à droite qu'à gauche*[1].

Les résultats de la palpation sont parfois difficiles à interpréter lorsqu'il s'agit du côté droit. D'autre part, certains sujets à voix superficielle, ou doués d'une forte musculature ou d'embonpoint apportent un obstacle à la perception des phénomènes de résonnance qui constituent les vibrations thoraciques.

On aura soin de faire prononcer des syllabes possédant la lettre *r* comme trente-trois ou quarante-trois.

La percussion est une des manœuvres les plus délicates et les plus sujettes à erreur si, au préalable, on ne s'est pas habitué à la pratiquer d'une façon convenable. « Pour bien percuter, dit M. LETULLE, quelle que soit la région, il est un premier tour de main dont on ne peut se passer : c'est le jeu du poignet. »

Le médius appliqué exactement dans toute sa longueur sur la région à percuter, devra être placé autant que possible entre les reliefs osseux des côtes et parallèlement à elles. Le doigt percuteur (médius), l'extrémité libre de la phalangette fléchie, devra venir s'appliquer sur le premier en donnant un coup net, précis, avec souplesse, guidé par des mouvements alternatifs d'élévation et d'abaissement du poignet.

La percussion devra être enfin tour à tour superficielle et profonde et le résultat en sera noté avec soin. Les régions soumises à ce mode d'investigation seront les régions sous et sus-claviculaires, sus et sous-épineuses, le sommet de l'aisselle. Les clavicules elles-mêmes devront être percutées directement.

Les renseignements donnés par cette partie de l'examen sont précieuses en ce sens que la constatation

---

[1] G.-H. LEMOINE. *Soc. méd. des Hôp.*, 21 janvier 1908.

d'une zone de matité ou de submatité, signes d'une lésion certaine, faciliteront la tâche de l'expert. Une simple élévation de la tonalité même dirige dans le même sens la décision à intervenir. La constatation cependant de ce dernier signe impose parfois quelques réserves. Il peut arriver que d'anciens pleurétiques parfaitement guéris, présentant d'autre part toutes les apparences d'une santé robuste, exempts de toute tare héréditaire, permettent de percevoir à la percussion, sous la clavicule, ou en arrière une note plus élevée, expression d'un épaississement de la plèvre à ce niveau.

Ces hommes peuvent être incorporés, si, d'autre part, on ne trouve aucun autre signe venant confirmer l'existence d'une lésion pulmonaire. Mais il est entendu que leur nom sera inscrit sur la liste des suspects, qu'ils seront visités souvent, pesés et arrêtés à la moindre bronchite. J'ai pu suivre ainsi un certain nombre de sujets qui, non seulement n'ont jamais été malades au cours du service militaire, mais ont même acquis au régiment plus de force et de résistance.

Ces réserves n'existent en aucun cas pour les hommes dont le thorax supérieur présente une *diminution nette de la résonnance*; qu'il s'agisse ici d'une lésion ancienne guérie ou récente, la matité d'un sommet entraînant le diagnostic de congestion, de cicatrices ou d'adhérences avec épaississement marqué de la plèvre doit faire prononcer la réforme.

La percussion directe des premiers espaces intercostaux peut encore par la douleur qu'elle provoque être regardée comme un bon procédé de dépistage d'une lésion du sommet. La névrite des filets cervico-thoraciques supérieurs dont la douleur est l'effet, a été signalée par Trousseau comme fréquente au début de la tuberculose.

L'auscultation est certainement le plus délicat de tous les modes d'investigation que nous venons de passer en revue. Il a acquis dans ces derniers temps une importance capitale pour le diagnostic de la tuberculose pulmonaire, depuis que le professeur Grancher a fait voir le parti qu'on en pouvait tirer en l'absence de tout autre signe.

Dans son mémoire du Congrès de 1905[1] M. Grancher s'est en effet exprimé ainsi : « Le premier symptôme de la tuberculose pulmonaire ou ganglio-pulmonaire est une inspiration anormale.; celle-ci, quand elle est fixe et persistante au même point est, à elle seule, le signe certain de la tuberculose. »

Or, l'instruction[2] sur l'aptitude physique au service militaire dit (art. 149) : que la tuberculose pulmonaire, quel qu'en soit le degré, nécessite l'exemption et la réforme immédiate.

Nous devrions donc réformer définitivement tous les hommes présentant au sommet une inspiration anormale sous peine de conserver dans les régiments des hommes atteints de tuberculose.

Le rapprochement que nous venons de faire de l'avis du professeur Grancher et des exigences des règlements militaires nous mène forcément à cette conclusion.

Doit-elle être adoptée dans toute sa rigueur ?

---

[1] Grancher. Première étape de la tuberculose pulmonaire. Diagnostic précoce par l'auscultation. Congrès de la tuberculose, Paris, 1905. *Académie de médecine*, 6 novembre 1906.

[2] Instruction du 22 octobre 1905.

Je ne le pense pas et j'en donnerai les raisons.

Il existe en effet à l'article 150 de l'instruction que nous venons de citer, cette autre mention : « La bronchite avec amaigrissement et avec imminence de tuberculose pulmonaire justifie la réforme temporaire. » L'instruction fait donc une différence entre les *degrés classiques de la tuberculose pulmonaire* et cet état imprécis comme le terme qui l'exprime, d'*imminence de tuberculose*. En celà, l'instruction reflète la mentalité médicale qui, à l'heure actuelle, dans les traités classiques envisage encore le premier degré comme constitué par quatre à cinq signes physiques : submatité, rudesse inspiratoire, expiration prolongée, augmentation des vibrations thoraciques; certains y ajoutent les craquements secs. Il est de toute évidence que ce sont là des signes d'une lésion déjà avancée.

L'instruction ministérielle en a jugé ainsi en étendant l'exclusion des rangs de l'armée, du moins d'une *façon temporaire,* aux hommes dont l'état du poumon ne rentre pas dans le cadre classique.

Les anomalies inspiratoires semblent devoir s'appliquer à ces derniers.

Il s'agit donc maintenant de savoir dans quelles conditions et dans quelles proportions sera faite cette sélection. L'expérience peut seule prononcer en cette circonstance. Il importe tout d'abord de bien préciser les conditions dans lesquelles ces anomalies inspiratoires doivent être perçues et ce qu'il faut entendre par inspiration anormale.

Si en effet on consulte les auteurs, il est facile de s'apercevoir qu'ils ne s'entendent pas sur l'état de la *respiration normale des sommets.* Ainsi pour STOKES,

Ramson, Kennedy[1], Moncorgé[2], le murmure vésiculaire est, en règle générale, plus intense à gauche qu'à droite. Louis, Barth et Roger, Hanot[3] professent l'opinion contraire, généralement enseignée en France suivant la note de MM. Marfan et Bernard. Pour Grancher et Faisans, le murmure inspiratoire dans deux poumons sains est identique à lui-même aux deux régions symétriques droite et gauche. Les deux régions sous-claviculaires donnent une inspiration toujours pareille en intensité et en douceur. M. Barbier[4], dans un traité récent, admet aussi la symétrie parfaite sauf cependant, exception admise d'ailleurs par tous les auteurs, pour la région interscapulaire droite sur le bord de l'omoplate droite. Là, l'inspiration est plus forte, à timbre bronchique.

L'embarras peut donc être grand lorsqu'il s'agit de déceler une simple anomalie inspiratoire.

Faudra-t-il noter comme une anomalie, l'inspiration plus forte sous la clavicule droite ou inversement la diminution du murmure vésiculaire sous la clavicule gauche ?

Les auteurs qui ont pensé devoir établir que le sommet gauche respirait mieux que le droit trouveront normale une diminution d'intensité de l'inspiration sous la clavicule droite.

[1] Eichhorst. Traité de diagnostic médical, p. 275 ; Séméiologie pratique des poumons et de la plèvre, J.-B. Baillère, 1902, p. 150.

[2] Moncorgé. De la respiration faible physiologique à droite. *Lyon médical*, 22 avril 1894.

[3] Hanot. Début de la phtisie pulmonaire. *Semaine médicale*, 1895, p. 433.

[4] Barbier. Séméiologie des poumons et de la plèvre. Paris, 1902.

On conçoit qu'il y ait hésitation dans l'esprit de l'expert, lorsqu'il se trouve en face de ces modifications de force du murmure vésiculaire.

Si j'interroge des documents personnels accumulés sur la question depuis quinze ans et concernant près de 4 000 sujets traités à l'hôpital, soit dans les services de chirurgie, soit dans les services de médecine, et si je me reporte surtout à l'examen d'un groupe de 945 hommes formant deux contingents du 32e d'artillerie, auscultés par moi-même lors de la visite d'incorporation et au cours des premiers mois de service, j'arrive à une conclusion conforme à celle de Barth et Roger. L'inspiration est dans la moitié des cas, du moins chez l'homme de vingt ans, plus forte à droite qu'à gauche, et cela non seulement au sommet, mais dans toute l'étendue du poumon.

Les exceptions à cette règle sont assez curieuses pour mériter une mention, car leur raison d'être permettra d'éviter des erreurs, en même temps qu'elles expliquent jusqu'à un certain point le mécanisme de ces différences. C'est ainsi que les gauchers, dans les professions utilisant la force musculaire, ont souvent une inspiration plus forte sous la clavicule gauche que sous la clavicule droite. Les forgerons par exemple sont souvent dans ce cas. A 20 ans, leurs muscles ne se sont pas encore développés d'une façon prédominante du côté soumis aux travaux de force, de sorte que cette augmentation d'intensité du murmure vésiculaire n'est pas encore atténuée pour l'oreille par l'interposition d'un corps musculaire plus épais entre elle et la surface pulmonaire.

Les gauchers à profession sédentaire offrent beaucoup moins souvent cet accroissement de force de l'inspiration. Souvent alors, il y a égalité des deux côtés. La perception d'une intensité plus grande du murmure vésiculaire à droite où à gauche est sans doute en rapport avec un accroissement habituel du jeu du thorax, sous l'influence des mouvements du membre supérieur, ce qui expliquerait la prédominance ordinaire du phénomène à droite et sa production à gauche chez les gauchers.

C'est sans doute à l'absence de mouvements et d'exercices antérieurs, que serait due chez les enfants jusqu'à un certain âge, l'identité des phénomènes d'auscultation à droite et à gauche. Ainsi s'expliquerait peut-être la contradiction apparente existant entre les divers observateurs sur les caractères de la respiration normale. Il faut donc tenir compte de l'âge, de la profession et des habitudes du sujet dans l'appréciation des anomalies d'intensité du bruit inspiratoire. Il y a lieu de considérer qu'*à côté des anomalies inspiratoires pathologiques*, on doit réserver une place à des *anomalies physiologiques* [1] en rapport avec les habitudes et les professions des sujets.

M. Dufour a fait remarquer que les anomalies physiologiques pouvaient résulter du décubitus latéral droit habituel chez un grand nombre de sujets. Bien plus il existe des *anomalies inspiratoires pathologiques qui* semblent n'avoir pas un *état anormal ou physiologique du poumon comme origine*. C'est ainsi que M. Barbier[2] pense que la respiration incomplète et superficielle par habitude ou par obstruction des voies aériennes supérieures peuvent amener des obscurités respiratoires. Des

---

[1] G.-H. Lemoine. *Soc. méd. des Hôp.*, février 1908.
[2] Barbier. *Soc. méd. des Hôp.*, 20 décembre 1907.

recherches récentes[1] faites avec mon collègue et ami M. le médecin principal Sieur, me permettent d'avancer que ces obstructions peuvent non seulement affaiblir l'intensité du murmure vésiculaire d'une façon générale, mais qu'elles peuvent causer des obscurités inspiratoires localisées au sommet.

Sur 53 sujets atteints d'obstructions nasales diverses dues à des déviations de la cloison, soit à des épaississements de la muqueuse pituitaire, soit à des hypertrophies polypoïdes des cornets, 22 ont présenté une diminution d'intensité de l'inspiration au niveau de la région sous-claviculaire, 19 à droite 3 à gauche. Dans le plus grand nombre des cas il s'agissait d'obstruction de la fosse nasale droite, 7 cas, ou d'obstruction bilatérale incomplète, 7 cas. Lorsque l'obstacle siégeait à gauche, on a constaté 5 fois une diminution du murmure vésiculaire à droite et 3 fois à gauche. Il semble bien que le siège de l'obstruction a une influence sur la localisation de l'anomalie respiratoire. Ce fait viendrait confirmer les expériences de Tissié[2] qui chez l'animal a produit une rétraction de la cage thoracique du même côté où il avait provoqué une obstruction de la narine, et permettrait de penser que l'onde aérienne pénétrant dans chaque fosse nasale pourrait conserver une certaine indépendance.

Sur ces 53 sujets, 14 ont été revus huit à douze mois après l'opération. *Chez tous* le murmure vésiculaire s'était modifié. Son intensité était augmentée au point de

---

[1] G.-H. Lemoine et C. Sieur. Influence des obstructions nasales sur les phénomènes respiratoires. *Soc. méd. des Hôp.*, 12 décembre 1908.

[2] Tissié. Du développement thoracique par la gymnastique respiratoire, *Journal des Praticiens*, 1908, p. 336.

devenir égale ou supérieure à celle de l'inspiration de l'autre côté. D'autre part, l'auscultation dans les huit jours qui s'écoulèrent après l'opération n'avait permis de déceler aucune modification. Il faut donc, pour obtenir une amélioration de l'état respiratoire, non seulement que l'obstacle siégeant dans les fosses nasales soit levé, mais encore que le poumon ait eu le temps de prendre de nouvelles habitudes permettant un déplissement plus large des alvéoles pulmonaires, sous la poussée d'une onde aérienne plus abondante. Il y a donc lieu de réserver une place à ces anomalies dues à un état pathologique des voies aériennes supérieures, à côté des anomalies physiologiques, car toutes deux peuvent exister sans lésion pulmonaire.

Quoi qu'il en soit, pour bien saisir ces anomalies, il faudra, comme le recommande GRANCHER, limiter systématiquement l'auscultation à l'inspiration en deux points absolument symétriques, en pratiquant l'auscultation interrompue, c'est-à-dire en éloignant l'oreille du thorax pendant l'inspiration.

On ne saurait trop insister sur ces recommandations importantes ; c'est pourquoi l'auscultation avec un stéthoscope rigide, ou encore mieux flexible, comme celui que j'ai présenté il y a quelques années à la Société médicale des hôpitaux [1], semble donner plus de sécurité en même temps qu'il provoque moins de fatigue de la part de l'observateur, qualité appréciable pour qui ausculte des séries de 20 à 25 sujets dans une même séance.

Il n'est pas indifférent de poser son oreille en tel ou tel endroit d'une région thoracique. La fosse sous-clavi-

---

[1] G.-H. LEMOINE. Un nouveau sthétoscope flexible, *Société médicale des Hôpitaux*, 1902.

culaire, en général choisie comme la plus accessible, et avoisinant le plus le parenchyme pulmonaire, présente à ce point de vue des différences marquées suivant que l'on s'adresse à la portion sternale, moyenne ou externe.

Il en est de même pour la fosse sus-épineuse dont la portion interne a été désignée dernièrement sous l'expression heureuse de zone d'alarme [1].

La région sus-claviculaire, trop souvent délaissée, est une de celles qui donneront le renseignement le plus précis, ainsi que le sommet de l'aisselle.

L'expert, qui veut s'entourer de toutes les garanties désirables, non seulement auscultera ces deux régions, mais encore la base du poumon du même côté. Il constatera parfois à ce niveau une inspiration supplémentaire coïncidant avec le silence inspiratoire du sommet.

L'affaiblissement de l'inspiration au sommet du poumon et principalement au niveau de la fosse sous-claviculaire droite, est pour GRANCHER l'expression certaine d'une lésion. Suffira-t-il donc, comme beaucoup semblent le croire, d'une constatation pure et simple du phénomène pour conclure à l'existence d'une tuberculose au début ?

La question posée ainsi ne tient pas compte des conditions expresses formulées par GRANCHER lui-même. Il faut en effet que l'anomalie inspiratoire soit *fixe* et *persistante*.

Les enfants examinés par lui dans les écoles de la Ville de Paris ont subi trois examens à plusieurs mois d'intervalle et l'opinion ne put être formulée qu'au bout de ce temps.

---

[1] CHAUVET. Séméiotique de la fosse sus-épineuse. Zone d'alarme dans la tuberculose. *Presse médicale*, 4 novembre 1908, p. 706.

Il faut remarquer en outre que cette règle a été établie d'après l'examen d'enfants n'ayant au moment de l'auscultation aucune affection pathologique, d'enfants regardés comme sains.

Or, la convalescence d'un grand nombre de maladies infectieuses aiguës peut s'accompagner d'une diminution momentanée mais prolongée de l'intensité du murmure vésiculaire, sous la clavicule, et on peut constater ce phénomène d'une façon inconstante au cours de certains états s'accompagnant d'une anémie profonde, ou de congestion du sommet. Le paludisme entre autres m'a paru souvent dans ce cas.

Il apparaît dès lors que *le diagnostic ne peut être fait en une seule séance*, et que, dans la pratique, à la visite d'incorporation, on ne peut éliminer *ipso facto* les hommes présentant une diminution d'intensité de l'inspiration sous la clavicule droite.

Il est cependant indispensable de noter la chose et de considérer le sujet examiné comme rentrant dans une catégorie spéciale d'hommes dont l'état de santé doit être l'objet d'une surveillance spéciale au cours des années de service.

Il en sera de même pour les hommes présentant une diminution de l'inspiration dans tout le poumon droit, cas auquel M. GRANCHER a donné le nom d'insuffisance respiratoire sans en saisir complètement la pathogénie, car il s'agit de sujets n'ayant pas eu de pleurésie ou d'affection pulmonaire antérieure.

Une diminution marquée de l'inspiration au sommet gauche entraîne la même suspicion. Mais ici, comme l'inspiration est normalement moins marquée à gauche, l'observateur peut se trouver embarrassé. En général cependant, on fera bien de rechercher dans ces cas l'état des vibrations vocales et thoraciques qui, en cas de lésion, sont égales à celles perçues du côté droit ou plus fortes qu'elles.

L'inspiration rude et basse, fixe et persistante sous la clavicule gauche, rentre dans la même catégorie que les précédents. M. FAISANS[1] pense même que la rudesse du murmure vésiculaire, portant spécialement sur l'inspiration, se montre plus fréquemment comme signe de la prétuberculose, à l'un ou à l'autre sommet, que l'obscurité inspiratoire. Ces signes peuvent être peu accentués. Aussi, dans le but de les mieux mettre en évidence, on peut se servir de la méthode préconisée par DIEUDONNÉ, STICKER, G. SÉE, LANDOUZY[2] et qui consiste à donner de petites doses d'iodure de potassium, soit 20 à 30 centigrammes.

Des recherches personnelles[3] faites au sujet de ces anomalies inspiratoires en 1899-1900 au 32e régiment d'artillerie, me permettent d'affirmer que de tels signes sont compatibles avec une bonne santé persistante. En effet, sur deux contingents constituant en tout un groupe de 945 hommes, 85 sujets furent trouvés porteurs d'anomalies inspiratoires. Chez 16 d'entre eux, celles-ci étaient consécutives à une pleurésie ancienne.

Il reste donc 69 hommes présentant des anomalies, se répartissant de la façon suivante : 58 avaient une diminution de l'inspiration sous la clavicule droite; 1, une diminution de l'inspiration dans tout le côté droit de la poitrine ; 7, une inspiration rude et basse sous la clavicule gauche ; 3 appartenant à cette dernière caté-

[1] FAISANS. *Soc. méd. des Hôp.*, 1908.

[2] BERTHERAND. *Thèse Paris*, 1899.

[3] G.-H. LEMOINE. Auscultation du poumon chez les jeunes soldats. *Presse médicale*, janvier 1907.

gorie présentaient en outre de l'expiration prolongée.

Sur ce nombre, 8 furent réformés temporairement et 11 définitivement.

Cinquante restèrent donc à la caserne sans que leur lésion évoluât. Bien plus, un grand nombre ne se présentèrent jamais à la visite, et, chez un tiers, on constata une augmentation de poids au moment de la libération. Mais il est juste d'ajouter que ce groupe a constitué presque l'unique contingent des hommes réformés ultérieurement pour tuberculose pulmonaire; un seul ne présentant aucune anomalie lors de l'incorporation.

J'ajoute que presque tous les réformés présentaient aussi des antécédents familiaux ou personnels.

De recherches toutes récentes analogues aux miennes, mais poursuivies non plus sur des sujets sains, mais sur des malades d'hôpital, M. Bezançon [1] conclut « que la diminution du murmure vésiculaire permanente à un sommet est un symptôme de certitude, mais qu'en l'absence de tout stigmate de tuberculose, on doit se borner à tenir en observation l'individu porteur de cette respiration anormale, sans avoir le droit de le considérer comme un tuberculeux avéré ».

Ces conclusions confirment celles que j'avais cru devoir tirer de mes propres observations.

Dans la discussion qui a suivi la communication de M. Bezançon, M. Faisans a fait très judicieusement remarquer qu'il fallait établir une distinction entre les enfants et les adultes pour interpréter les modifications de l'inspiration au sommet du poumon et que M. Gran-

---

[1] F. Bezançon. *Société médicale des Hôpitaux*, 20 décembre 1907, et Congrès de médecine de Genève, 1908.

CHER, qui avait fixé son opinion sur l'examen de 400 enfants des écoles, ne visait dans ses aphorismes que l'enfance. Néanmoins, M. FAISANS [1] est convaincu de la grande valeur de la diminution de l'inspiration sous la clavicule droite, mais accorde encore plus de confiance à la rudesse du murmure vésiculaire. MM. QUEYRAT, PISSAVY, RIST, GUINON, LE GENDRE, SACQUÉPÉE pensent aussi que l'obscurité inspiratoire sous la clavicule droite peut être le premier signe de la tuberculose pulmonaire. M. RÉNON, tout en acceptant la même manière de voir, pense qu'il existe des atélectasies pulmonaires d'origine névropathique qui peuvent donner le change. M. HIRTZ a observé des anomalies inspiratoires au cours des néphrites et M. BARIÉ, au cours de certaines cardiopathies. M. LETULLE pense que la diminution du murmure vésiculaire au sommet *ne peut pas à elle seule* faire porter le diagnostic de tuberculose. Même opinion est soutenue par MM. BARTH et FERNET.

Bref, la diminution du murmure vésiculaire sous la clavicule droite est un symptôme. Mais seul il doit indiquer une surveillance et non un diagnostic, et il devient signe de tuberculose lorsqu'existent ces symptômes associés, si bien mis en relief par GRANCHER lui-même, anorexie, amaigrissement, *fébricule*...

Il faut avant tout se mettre en garde contre les anomalies physiologiques, sur lesquelles nous avons insisté plus haut.

Citons encore comme signes précoces de la prétuberculose, à l'examen de la cavité thoracique, l'existence de crépitations fines le long du bord antérieur des deux

[1] Voir la discussion sur ce sujet dans les *Bulletins de la Soc. méd. des Hôp.* du 20 décembre 1907 et 7 février 1908.

lobes inférieurs des poumons, entre la région mammaire et la ligne axillaire antérieure, signalée par le médecin-major BURGHARDT en 1899 à la Société militaire de Berlin. Il faut pour cet examen avoir soin de faire croiser les bras du malade sur sa tête. KULM a confirmé la valeur de ce symptôme auquel il donne le nom de symptôme de BURGHARDT. Il s'agirait ici d'une pleurésie adhérentielle prétuberculeuse précédant parfois de longtemps les signes du sommet.

La constatation de signes physiques à l'examen direct de la poitrine et, entre autres, les anomalies inspiratoires, doivent donc éveiller l'attention de l'expert militaire.

Souvent, à moins d'une lésion passée et absolument guérie, ces signes peuvent être les indices d'une évolution tuberculeuse, et nous engagent à pousser plus loin nos investigations.

Parmi les recherches qu'il nous reste encore à poursuivre pour asseoir notre jugement, celles qui concernent les antécédents héréditaires et personnels du sujet tiennent une place prépondérante.

Ces données forment en effet le troisième groupe de renseignements nécessaires à retenir.

L'importance de l'hérédité est attestée par l'observation et l'expérimentation. On sait que LANDOUZY et MARTIN, CHARRIN et KALT, BIRCH-HIRSCHFELD ont donné la tuberculose aux cobayes en leur inoculant des tissus broyés de fœtus. DE RENZI, en inoculant des cobayes femelles longtemps avant la parturition, a pu constater la tuberculose chez les petits survenus ensuite et sacrifiés quelque temps après la naissance. SANCHEZ TOLEDO et VIGNAL sont arrivés il est vrai, à des résultats négatifs. Quoi qu'il en soit, le rôle de la tuberculose familiale est évident dans le développement de la tuberculose du soldat, comme nous allons le voir.

Après la recherche du germe, celle de l'état du terrain. Celui-ci possède des propriétés qu'il tient de son origine et du mode d'existence et de vie suivie depuis la naissance, mode de vie qui a pu déprécier un organisme né sans tare, ou au contraire corriger et améliorer les tares congénitales.

C'est pourquoi ces renseignements sur le terrain doivent comprendre non seulement la connaissance des antécédents héréditaires, familiaux ou personnels, mais encore l'état actuel de force ou de faiblesse de l'organisme.

Dans ce but, il serait urgent d'établir dès l'école des dossiers sanitaires qui suivraient l'homme devenu adulte au régiment. Cette mesure, réclamée depuis longtemps par LANDOUZY, KELSCH, GRANJUX et par nous-même, ne semble pas encore en voie d'exécution. Cependant, l'attention de plus en plus grande apportée à l'examen des certificats médicaux de nos confrères civils marque une étape accomplie dans cette direction. Il serait désirable, pour donner un cachet plus grand d'authenticité aux recherches de ce genre, que la tuberculose pulmonaire des ascendants ou des consanguins pût également être l'objet de certificats médicaux établis par les médecins de l'état civil par exemple, dans les villes.

Une enquête de ce genre a été faite par la Direction du Service de santé prussien en 1890. A cette époque on prescrivit, pour chaque malade admis à l'hôpital pour tuberculose pulmonaire, l'établissement d'une fiche qui après radiation ou mort de l'homme devait être envoyée au ministre de la Guerre. Cette fiche portait un questionnaire détaillé dans lequel notamment entrait une enquête sur les antécédents héréditaires et personnels de chaque sujet examiné.

« Des rapports officiels seront demandés à qui de droit sur les antécédents personnels, disait déjà une circulaire ministérielle du 31 août 1882. »

Nous proposerons d'ailleurs, à la fin de ce chapitre, un programme d'enquête analogue à celui dressé par le médecin-inspecteur KELSCH, d'après l'enquête allemande.

L'étude des antécédents tuberculeux, ébauchée par M. le médecin-major REMLINGER[1] en 1893 avec 120 observations prises dans mon service, a été abordée aussi par M. le médecin-inspecteur ANTONY au Congrès de Rome en 1894, qui joignit les précédentes à 102 observations personnelles.

La proportion des tuberculeux, avec antécédents, diffère pour chacun de ces observateurs. Pour M. REMLINGER, 44 p. 100 des tuberculeux observés à l'hôpital de Lyon avaient des antécédents. M. ANTONY estime que, sur 222 cas de tuberculose viscérale observés, 55 p. 100 étaient soit héréditaires, soit antérieurs à l'incorporation.

Cette discordance dans les résultats obtenus provient des conditions différentes dans lesquelles on s'est placé pour obtenir ces chiffres.

Les observations de M. REMLINGER n'avaient en vue, à cette époque, que l'étude de l'hérédité tuberculeuse proprement dite, tandis que M. ANTONY avait noté, dans ses observations personnelles, toutes les autres circonstances pouvant faire des tuberculeux, des préinfectés.

---

[1] REMLINGER. Étude sur l'hérédité de la tuberculose. Thèse Lyon, 1893.

M. MACKIEWICZ [1], dans son travail sur l'ancienneté de service des tuberculeux observés dans l'armée, établit, d'après l'observation de 771 sujets, que sur 1000 tuberculeux observés dans l'armée française, 116 sont réformés à l'incorporation, 475 la première année, et 409 après la première année. D'où cette conclusion, qu'à une contamination antérieure plus ou moins ancienne, ressort la tuberculose constatée chez 591 d'entre eux. Mais cette conclusion ne repose pas sur la constatation directe d'infection antérieure chez ces 591 soldats. M. MACKIEWICZ ne l'a formulée, d'ailleurs il le reconnaît lui-même, qu'en raison des opinions émises par MM. VALLIN et LEUDET sur l'apparition plus précoce de la tuberculose pulmonaire chez les héréditaires que chez les autres, et par M. CATRIN [2], pour qui les héréditaires sont atteints pendant leur première année de service, tandis qu'on doit considérer les hommes devenant tuberculeux au régiment ultérieurement comme des contagionnés.

Les documents [3] que j'ai recueillis reposent sur le dépouillement de plus de 3 000 observations.

Pour chacune, on a relevé l'état de santé du père, de la mère, des frères, sœurs; on a recherché, de plus, tout autre contact suspect, parents, amis, compagnons de travail ou de chambre. On a noté la durée du contact avec les parents ou amis tuberculeux, jusqu'à quel âge le sujet était resté chez ses parents; on s'est renseigné,

---

[1] MACKIEWICZ. *Arch. de méd. milit.*, 1894, p. 194.

[2] CATRIN. Compte rendu du Traité de médecine légale de DUPONCHEL, Lyon, méd. 1890, vol. 64, p. 310.

[3] G.-H. LEMOINE. Rapport du développement de la tuberculose pulmonaire dans l'armée avec la tuberculose pulmonaire familiale ou acquise avant l'incorporation. *Archives de méd. milit.*, mars 1903.

autant que possible sur l'état de l'habitation permettant ou ne permettant pas l'isolement pendant la nuit, sur la profession, indiquant si le travail se faisait avec les parents ou en dehors de la famille.

On a recherché, en somme, outre les antécédents héréditaires, toutes les causes qui auraient pu favoriser une contagion dans l'enfance.

On n'a guère admis l'existence de la tuberculose familiale que lorsque le sujet disait que le père, la mère, le frère, la sœur, l'ami était *mort de phtisie pulmonaire*. Encore les interrogations ont-elles toujours porté sur la durée de la maladie qui avait emporté le malade, sur l'état d'amaigrissement, etc...

Aussi, nos chiffres représentent-ils un minimum.

La catégorie des hommes portés comme ne présentant pas de tare familiale comprend non seulement les sujets dont les parents sont bien portants, mais encore ceux dont les parents sont atteints d'affections chroniques des différents appareils et même de l'appareil respiratoire, lorsque l'interrogatoire ne permettait pas d'affirmer l'existence d'une tuberculose pulmonaire. En un mot, il a été fait deux catégories des hommes examinés :

1° Hommes issus de parents tuberculeux et ayant été en contact prolongé avec un ou des tuberculeux, ayant présenté des antécédents personnels (pleurésies, bronchites répétées, etc.) ;

2° Hommes indemnes de tare familiale ou n'ayant pas été en contact prolongé avec des tuberculeux.

Sur 3 193 hommes examinés, 785, avant de venir à la caserne, ont été en contact prolongé avec des personnes atteintes de tuberculose pulmonaire.

Le plus grand nombre, 522, ont subi ce contact dans

leur famille, vivant constamment avec leurs parents. Il s'agit, 90 fois sur 100, d'hommes ayant passé plusieurs années de leur enfance ou de leur adolescence, non seulement dans la même maison, mais très souvent dans la même chambre que leurs parents tuberculeux, mangeant et travaillant avec eux, couchant à côté d'eux ; 24 ont été en contact avec des amis, des camarades, des patrons, morts ensuite de tuberculose pulmonaire. Ce sont des employés de bureau, des comptables, le plus souvent vivant en relation journalière avec un camarade tuberculeux, des ouvriers partageant une même chambre avec un compagnon malade, etc...

En outre de ces 546 hommes, 239 ont été portés comme ayant présenté des antécédents personnels suspects ; 64 d'entre eux avaient eu une pleurésie et 175 accusaient des bronchites tous les hivers, des adénites cervicales suppurées dans le jeune âge, des abcès froids costaux, quelques-uns des hémoptysies.

En résumé, 785 hommes sur 3193 sont arrivés au régiment présentant des antécédents familiaux ou personnels tuberculeux.

Sur ce nombre de 785, 536 ont présenté au régiment des signes de tuberculose pulmonaire, soit 68,28 p. 100. Ces 536 tuberculeux se répartissent à peu près également sur la première et les deux autres années de service : 296 d'entre eux ont moins d'un an de service et 240 sont des anciens soldats.

On voit par ces chiffres que trop exclusive est la formule adoptée par certains observateurs, qui veulent que les hommes devenus tuberculeux la première année soient des héréditaires et que les anciens soldats tuberculeux soient des hommes contagionnés au corps.

La tuberculose familiale, acquise avant l'incorpora-

tion, *pèse aussi lourdement sur l'éclosion de la tuberculose pulmonaire chez les jeunes soldats que chez les
anciens.*

Si, maintenant, nous considérons le nombre total
des tuberculeux relevés parmi ces 3193 hommes, soit
877, nous voyons que la proportion de ceux qui ont
une tare familiale ou personnelle est de 42 p. 100.

Dans ce chiffre, la tuberculose des ascendants entre
pour 34,89 p. 100, chiffre qui se rapproche de ceux de
M. Mosny[1], 36,86 p. 100, et de J.-E. Squire, qui est de
32,5 p. 100.

On a également relevé dans l'armée allemande la fréquence de la tuberculose chez les ascendants pour
6 924 sujets devenus tuberculeux au corps du 1er avril
1890 au 31 mars 1898. Les fiches de ces malades portent que 30 p. 100 comptaient des tuberculeux dans
leurs ascendants ou leurs collatéraux. Ce chiffre est à
rapprocher de celui que donne chez nous le calcul fait
dans les mêmes conditions.

Dans mes observations en effet on voit que 370 tuberculeux sur 877 présentaient des antécédents chez leurs
ascendants ou leurs collatéraux, ce qui donne 42 p. 100,
chiffre notablement plus fort que celui des tuberculeux
allemands, d'où on peut conclure que la tuberculose
familiale entre pour une part moins considérable dans
l'évolution ultérieure de la tuberculose pulmonaire chez
nos voisins que chez nous, et c'est peut-être là ce qui
expliquerait leur moindre morbidité militaire.

Quoi qu'il en soit, il ressort de tout ce qui vient
d'être rapporté que la recherche des *antécédents familiaux* et celle des *antécédents personnels* s'imposent à

[1] Mosny. *Annales d'hygiène publique*, 1902.

l'attention du médecin expert d'une façon particulière. C'est encore là un moyen d'appréciation de plus, qu'il faut se garder de négliger, car il nous aidera puissamment dans notre travail de sélection. En Allemagne, une maladie antérieure suspecte d'être de nature tuberculeuse doit être considérée comme motif de réforme, lorsque l'habitus corporel parle dans le même sens et lorsque l'existence de tuberculose a été officiellement signalée chez l'ascendant direct.

L'étude du terrain organique doit se poursuivre encore par les différentes mensurations préconisées à diverses reprises et sous des formes multiples pour juger du degré de robusticité des sujets soumis à notre examen.

A. **Périmètre thoracique.** — La mensuration du périmètre thoracique a d'abord été faite en clinique pour apprécier la constitution et la prédisposition à la tuberculose pulmonaire par HIRTZ[1], WOILLEZ[2], CORBIN[3], SEEGER[4], GINTRAC[5]; et MICHEL LÉVY[6], en 1840, appela l'attention des jeunes médecins militaires sur l'importance de la mensuration du thorax pour apprécier la valeur physique des conscrits.

Cinq ans plus tard, L. LAVERAN[7] publiait une étude reposant sur l'observation de 236 sujets. Les hommes

[1] HIRTZ. *Thèse de Strasbourg*, 1836.

[2] WOILLEZ. Recherches pratiques sur l'inspection et la mensuration de la poitrine. Paris, 1838.

[3] CORBIN. *Gazette médicale de Paris*, 3 mars 1838.

[4] SEEGER. *Gazette médicale de Paris*, 20 mars 1841.

[5] GINTRAC. *Bulletin de l'Académie de médecine*, v. 27, p. 1240.

[6] MICHEL LÉVY. *Traité d'hygiène*, 1840.

[7] L. LAVERAN. *Gazette médicale de Paris*, 1845, p. 82.

classés comme forts présentaient un périmètre thoracique de 0,83 et ceux classés comme faibles un périmètre de 0.77.

Cette même année, le Conseil de Santé des armées recommanda cette mensuration pour apprécier l'aptitude du service militaire sans cependant tracer de règles précises à ce sujet [1].

Vinrent ensuite les mémoires de Boudin [2], Champenois [3], Allaire [4], Vincent [5], Robert [6], Bernard [7], Morache [8]. Enfin, en 1871, deux médecins russes, Seeland et Stolaroff [9], après examen de 4 930 soldats de la garde impériale russe, et Capdevielle [10], d'après ses recherches sur ses camarades stagiaires au Val-de-Grâce et sur des soldats en traitement pour affection chirurgicale, arrivent à conclure que, chez un individu bien constitué, la circonférence thoracique excède toujours la demi-taille de 25 à 40 millimètres.

Remarquons de suite que les conditions d'examen pour ces trois derniers observateurs s'éloigneraient d'une façon assez sensible de celles qui se présentent

---

[1] Instruction du 14 novembre 1845 sur les infirmités qui rendent impropre au service militaire.

[2] Boudin. *Mémoire de méd. et de chir. milit.*, 1847, 2e série, t. III.

[3] Champenois. *Mémoire de méd. et de chir. milit.*, 1847, 2e série, t. XII.

[4] Allaire. *Mémoire de méd. et de chir. miill.*, 1847, 2e série, t. III.

[5] Vincent. *Mémoire de méd. et de chir. milit.*, 1847, 2e série, t. VI.

[6] Robert. *Memoire de méd. et de chir. milit.*, 1847, 2e série, t. III.

[7] Bernard. *Mémoire de méd. et de chir. milit.*, 1847, 2e série t. XX, p. 371.

[8] Morache. *Dict. Dechambre.* Art. Service de santé militaire.

[9] Traduction de Janievoski dans *Bull. réunion officiers*, 1873.

[10] Capdevielle. Thèse Paris, 1873.

au conseil de revision ou à la visite d'incorporation dans l'armée française.

Les deux premiers n'ont examiné que des hommes d'élite, et CAPDEVIELLE, des jeunes gens en grande partie âgés de plus de 20 ans.

Néanmoins, suivant l'exemple des mesures prises dans différentes armées étrangères, le Conseil de Santé[1], en 1876, recommandait l'usage de cette mensuration dans les cas douteux et donnait 784 millimètres comme minimum. La même année, il décida de ne déclarer apte au service que les hommes dont le périmètre thoracique égalerait la demi-taille plus 2 centimètres pour les sujets dont la taille est au-dessus de $1^m,60$; elle devait avoir 3 centimètres de plus que la demi-taille chez les hommes au-dessous de $1^m,60$. Mais il fallut rapporter cette décision immédiatement après l'ouverture des conseils de revision, un nombre excessif de jeunes gens se trouvant éliminés pour insuffisance de développement de la poitrine. On n'avait pas pris garde, en effet, que les chiffres rapportés jusqu'alors par divers observateurs ne représentaient qu'une *moyenne* et non un *minimum* au-dessous duquel le périmètre thoracique devait être regardé comme insuffisant.

Suivant la remarque faite par M. le médecin inspecteur VALLIN, ce qui importe au médecin, c'est qu'on lui dise : « Si cet homme qui se dirige de la toise vers vous n'a pas telle taille, tel poids, telle *circonférence pectorale*, vous le déclarerez impropre au service. » C'est le chiffre minimum qui importe.

Aussi, l'instruction ministérielle de 1877, sans fixer

[1] Instruction du 5 avril 1875. J. M. O., 1er sem. 1875.
[2] Instruction du 15 mars 1876.

de règle absolue, donnait le chiffre de $0^m,78$ comme un minimum au-dessous duquel il était rare de voir s'abaisser le périmètre thoracique chez les sujets aptes au service militaire.

Enfin, en 1890, le Comité technique de Santé regarda comme inutile la fixation d'un minimum périmétrique unique.

Le professeur A. LAVERAN [1] s'est toujours bien trouvé de faire la mensuration du thorax, et a pu constater que les jeunes gens dont le périmètre thoracique n'atteignait pas au moins $0^m,78$ pour les tailles moyennes et les petites tailles étaient rarement aptes au service militaire. Le périmètre thoracique constitue encore, pour M. le médecin principal MARTY [2], un des éléments les plus importants d'appréciation de l'état physique de l'individu.

D'après MACKIEWICZ [3], les périmètres thoraciques faibles se rencontrent *quatre fois plus* souvent chez les *tuberculeux* que chez les sujets sains. Même opinion de LAVERAN, SEELAND et STOLAROFF. Dans un récent mémoire [4] cependant, M. le médecin-major MACKIEWICZ, dont les travaux font autorité en la matière, pense que pour le le choix des conscrits, l'emploi de cette mensuration ne permettrait d'éliminer qu'une partie des malingres. Pour lui, le rapport du périmètre thoracique à la taille seule est absolument insuffisant.

D'une façon générale, le périmètre thoracique est pris au-dessous du mamelon ou plus exactement devrait

[1] A. LAVERAN. *Traité d'hygiène militaire*, p. 17.

[2] MARTY. *Annales d'hygiène*, 1897.

[3] MACKIEWICZ. *Arch. de méd. milit.*, 1897, t. XXIV, p. 94.

[4] MACKIEWICZ. *Mémoire inédit*, 1903. Arch. du Comité technique de santé.

être recherché au niveau de l'articulation du sternum avec l'appendice xyphoïde, comme l'a fait remarquer M. DEMONET [1].

On obtient ainsi la mesure du thorax à un niveau où celui-ci a son maximum d'ampliation, où il est plus facile par conséquent de prendre un chiffre moyen entre celui obtenu à l'aide de l'inspiration forcée et celui de l'expiration maxima. De plus, on évite les causes d'erreurs du périmètre bimammaire (développement plus ou moins prononcé de la glande mammaire; saillie des omoplates).

B. **Poids**. — La valeur de la pesée comme moyen d'établir le degré de robusticité des jeunes soldats a été admise par les médecins militaires avant celle de la mensuration du thorax, et il semble au premier abord que cette recherche soit susceptible de donner un résultat aussi exact que le chiffre du périmètre thoracique, la constatation du poids étant par elle-même une donnée mathématique non variable avec le talent de l'observateur ou les dispositions du sujet.

MICHEL LÉVY, dès 1837, regarde le poids comme un élément important de la force de constitution. MARSHALE (1846) demande qu'on fixe pour le soldat anglais un poids minimum comme on a fixé une taille minimum. BOUDIN (1847), PARKES (1860), insistent sur l'importance du poids pour apprécier la robusticité. VINCENT (1861) le regarde comme l'expression de la « densité vitale » et propose d'établir une échelle des accroissements de poids par centimètre de taille.

---

[1] DEMONET. Recherches sur la capacité vitale. *Soc. d'anthropologie*, 15 octobre 1903 et 5 janvier 1905.

En 1873, SEELAND et STOLAROFF[1] établissent que chaque centimètre d'augmentation de taille entraîne une augmentation régulière et progressive du poids. De même M. VALLIN[2], en 1876, qui fixe à 50 kilos le poids compatible avec une aptitude |physique suffisante.

Se conformant à cette donnée, une circulaire ministérielle récente (18 janvier 1908, B. O. p. 32) a ordonné l'élimination de tous les hommes présentant un poids inférieur à 50 kilos.

Le poids moyen de 6954 phtisiques éliminés de l'armée allemande du 1er avril 1890 au 31 mars 1898 a été de 63 kilos. Ce sont les poids les plus faibles qui ont fourni les chiffres de phtisiques les plus forts, ainsi que cela ressort du groupement suivant de ces malades d'après M. KELSCH[3] :

	p. 1000
Catégorie avec poids faible (jusqu'à 60 kilos inclus).	337
— — moyen (61-70 kilos).	528,9
— — fort (au-dessus de 70 kilos) . .	109,9

D'une façon générale, le poids d'un homme robuste doit être représenté par un chiffre égal au nombre de centimètres qui dépassent le mètre de la taille (formule de BROCA). M. TARTIÈRE a proposé d'ajourner tout homme dont le poids n'atteint pas 48 kilos.

D'autre part, la différence entre les décimales de la taille et le poids ne doit pas s'élever au-dessus de 12 à 15 pour les tailles moyennes ou supérieures

---

[1] *Loc. cit.*

[2] *Loc. cit.*

[3] KELSCH. Tuberculose dans l'armée. *Revue d'hygiène*, 20 septembre 1905, p. 764.

($1^m,65$ à $1^m,80$) et de 7 pour les tailles inférieures ($1^m,50$ à $1^m,64$).

VILLARET, en réunissant les moyennes du poids et de la taille de 42 563 jeunes soldats qui, ultérieurement, accomplirent intégralement leur temps de service et furent libérés en bonne santé, a fait voir que chez les hommes de petite taille, la formule de BROCA se vérifiait à l'âge du service militaire, et que, chez les hommes de taille moyenne, il se produit des différences en moins qui augmentent avec l'accroissement de la taille presque en progression arithmétique, ainsi que le démontre le tableau suivant :

NOMBRE DE JEUNES SOLDATS EXAMINÉS	TAILLE MOYENNE	POIDS MOYEN	DIFFÉRENCE DE POIDS EN MOINS DE LA FORMULE DE BROCA
4.128	156,5	56,8	0,3
11.234	162	59,6	2,4
14.619	167	62,5	4,5
9.158	172	66	6
2.840	177	69,3	7,7
514	182	74,5	7,5

Comme on le voit, la bascule acquiert une certaine importance au conseil de revision, et c'est avec satisfaction que nous avons vu nos vœux se réaliser en 1905 par l'adoption de la pesée lors de ces opérations : c'est elle qui souvent attirera l'attention sur un sujet malingre sans lésion organique lors de son entrée au régiment, mais qui supporte mal la fatigue du service, ou sur tel ou tel homme entré au régiment robuste, bien constitué et qui, au bout d'un certain temps, entre dans la tuberculose par un amaigrissement progressif, sans lésion nette et bien déterminée.

Ce sont des *pesées bien faites, répétées, qui aideront*

à dépister dès le début la réalité et la nature de ces dyspepsies si fréquentes au régiment et qui se trouvent *à l'origine de la tuberculose pulmonaire.*

Ces pesées sont d'ailleurs devenues réglementaires. Elles doivent avoir lieu tous les mois, conformément aux prescriptions de la circulaire ministérielle du 31 octobre 1904, notifiée le 6 mars 1905.

C. **Périmètre des épaules et du bassin.** — LEHRBUCHER[1], médecin militaire bavarois, est le premier qui ait fait des recherches dans ce sens, et M. MACKIEWICZ[2], en France, a consacré à la question des études intéressantes, où il expose le résultat de plusieurs observations prises par lui. Pour cet auteur, « le périmètre des épaules et celui du bassin expriment suffisamment le développement musculaire et osseux de l'individu. Ces périmètres se rencontrent à leur minimum presque exclusivement chez les sujets ayant le périmètre sous-pectoral inférieur à $0^m,80$; il y a donc utilité à connaître ces périmètres pour juger du développement corporel de l'individu ».

Ils sont pris de la façon suivante :

PÉRIMÈTRE DES ÉPAULES : ligne horizontale passant par le sommet des plis axillaires, les bras tombants et appliqués le long du corps.

PÉRIMÈTRE DU BASSIN : ligne horizontale passant par le bord supérieur de la symphyse pubienne, un peu au-

[1] *Deutsch. milit. Zeitschr.*, n° 5, 1886.
[2] *Bull. méd.*, 1898 et 1903, et *mémoires inédits.* Arch. du Comité tech., 1894 et 1903.

dessous des grands trochanters, et la partie la plus saillante des fesses.

M. MACKIEWICZ a établi d'après de nombreuses observations le tableau des périmètres minima en rapport avec les tailles :

tailles	PÉRIMÈTRE MINIMUM	
	épaules	bassin
$1^m,54$ à $1^m,64$	$1^m,01$	$0^m,81$
$1^m,65$ à $1^m,70$	$1^m,02$	$0^m,82$
$1^m,71$ à $1^m,75$	$1^m,04$	$0^m,84$
$1^m,76$ et au-dessus	$1^m,05$	$0^m,85$

Ces minima ont été trouvés 90 fois sur 100 chez les sujets médiocres ou mauvais et ayant le périmètre sous-pectoral inférieur à $0^m,78$ pour les petites tailles et à la demi-taille, plus 2 centimètres pour les tailles supérieures à $1^m,60$.

D. **Force dynamométrique.** — Dans une intéressante étude, M. le médecin-major CAMPOS-HUGUENEY [1], se reposant sur ce fait que les masses musculaires représentent avec le sang et les organes de l'appareil circulatoire plus de la moitié du poids de l'homme, a pensé que l'épreuve de la force musculaire, calculée à l'aide du dynamomètre, devrait entrer en ligne de compte pour l'appréciation de la force constitutionnelle. Après avoir démontré expérimentalement que la puissance de flexion des doigts de la main est en concordance avec la force générale de l'homme développée dans divers exercices du corps (lutte à mains plates, haltères, courses de vitesse et de fond), il fait voir par de nom-

[1] CAMPOS-HUGUENEY. De la méthode expérimentale dans l'étude de la constitution de l'homme. Maloine, 1904.

breuses observations que le résultat de l'épreuve dynamométrique est en raison directe du poids de l'homme dans la généralité des cas : aussi conclut-il que, dans la comparaison des forces de plusieurs individus dont le poids et le périmètre thoracique sont dissociés, l'avantage sera du côté de ceux qui ont un poids fort sur ceux qui ont un périmètre fort.

E. **Indice numérique** (PIGNET). — M. PIGNET a eu la pensée de tirer de ces chiffres une combinaison qui représenterait, sous une forme brève et concrète, le taux de robusticité de chaque sujet, à laquelle il donne le nom d'indice numérique.

Ces chiffres s'obtiennent en additionnant les chiffres du périmètre thoracique et du poids et en soustrayant cette somme du chiffre représentant la taille, opérations qu'on peut résumer par la formule suivante : T — P + P (Taille — Poids + Périmètre thoracique moyen)[1].

Soit un homme de $1^m,54$ ayant un périmètre thoracique de $0^m,78$ et un poids de 54 kilos, nous aurons $154 — (78 + 54) = 22$.

On donne au chiffre 22 le nom de indice numérique.

D'observations nombreuses recueillies par lui, l'auteur a fait voir que le chiffre de la valeur numérique est d'autant plus grand que la constitution est moins bonne, et d'autant plus petit au contraire que la force physique est plus grande.

M. PIGNET a établi ainsi, pour un contingent de 510 hommes, que le chiffre de la morbidité médicale était d'autant plus fort que l'indice numérique était lui-même plus élevé, et qu'il en était de même pour le

---

[1] *Bull. méd.*, 1901, n° 33, et *Arch. méd. d'Angers*, 1900.

nombre de journées de maladie pour mille jours de présence.

Moi-même j'ai établi l'*indice numérique de près de 500 tuberculeux* et de 2 000 hommes non tuberculeux dont j'avais relevé le poids, le périmètre thoracique, ainsi que la taille en même temps que les antécédents familiaux.

L'indice moyen des tuberculeux s'est chiffré par 22,71, tandis qu'il n'est que de 17,64 pour les non tuberculeux.

D'autre part, le docteur BUTZA [1], médecin-chef à l'hôpital de Bucharest, a réuni 816 observations qui l'ont amené à conclure que le procédé de M. PIGNET représentait le criterium de la constitution de l'homme, surtout pour les douteux.

C'est ainsi qu'il ajourne le conscrit dont la valeur numérique varie entre 23 et 25 exclusivement, et qu'il le classe ensuite dans le service auxiliaire si cet indice ne diminue pas et si, d'autre part, il ne présente aucune lésion organique.

Il semble donc que l'ingénieux procédé de mensuration préconisé par PIGNET puisse donner d'excellents résultats pour les cas douteux et qu'en règle générale, on devra ajourner ou rejeter de l'armée les hommes présentant les indices supérieurs à 22, à 25, sans cependant jamais établir une règle à ce sujet et une limite réglementaire, un des éléments de la formule étant trop sujet à des variations individuelles de la part de l'observateur.

F. **Amplitude thoracique.** — On a voulu, en Allemagne surtout, attribuer une grosse importance au

[1] *Revista sanitara militara* (Bucharest), avril à mai 1902.

chiffre de l'amplitude thoracique, c'est-à-dire à la différence existant entre le développement thoracique provoqué par une inspiration forcée et celui que produit une expiration complète.

En France M. le médecin-inspecteur KELSCH[1], d'après un relevé portant sur 130 examens, a constaté que :

Jusqu'à 1m,60, la moyenne des excursions thoraciques était de. 0m,055
De 1m,61 à 1m,65, elle était de. 0m,077
De 1m,65 à 1m,75 — 0m,071
Au delà de 1m,75 — 0m,069

L'excursion thoracique augmenterait donc avec la taille, mais M. KELSCH ne pense pas que ces chiffres puissent servir de règle pour déterminer l'aptitude au service. Cependant SEGGEL, médecin militaire bavarois, a donné au Xe Congrès international de Berlin en 1890 des chiffres analogues reposant sur 1 643 observations. Pour cet observateur l'excursion thoracique serait :

Pour les tailles au-dessous de 1m,60, de 0m,065
— de 1m,61 à 1m,65 . . . . 0m,07
— de 1m,66 à 1m,75 . . . . 0m,075
— de 1m,80 et au-dessus. 0m,08

Sur les 1 643 examinés, *6 devinrent tuberculeux ultérieurement. Or, 5 d'entre eux avaient présenté des chiffres inférieurs à ces moyennes.*

Dans des recherches semblables poursuivies chez 1 154 malades de mon service, après la guérison de différentes affections autres que la tuberculose pulmonaire, j'ai trouvé :

Pour les tailles au-dessus de 1m,70 une moyenne de. 0m,048
— au-dessous — . 0m,044

[1] KELSCH. La tuberculose dans l'armée. *Revue d'hygiène*, 20 septembre 1905, p. 784.

Et chez 349 malades en traitement pour tuberculose pulmonaire, les moyennes ont été les suivantes :

Pour les tailles au-dessus de 1^m,70 . . . . 0^m,056
—   au-dessous   —   . . . . 0^m,052

Ces derniers chiffres ont été souvent constatés chez les hommes suspects de tuberculose, examinés par MM. KELSCH et BOISSON (p. 775).

On peut dire en somme, d'une façon générale, que les résultats de ces mensurations n'ont pas une grande valeur pour le dépistage des prédisposés à la tuberculose pulmonaire. Il est même impossible de faire état de mensurations de cette sorte lorsqu'elles sont pratiquées par des experts différents. J'ai pu constater par moi-même en faisant prendre dans mon service, sur un même sujet, les périmètres thoraciques maxima et minima par divers médecins, combien les chiffres obtenus étaient variables... quelquefois du simple au double.

On ne peut donc accorder à la recherche de l'amplitude thoracique qu'une valeur très relative.

M. CHAMPEAUX[1] a pensé réhabiliter cette mensuration en comprenant sous le nom d' « indice respiratoire » le chiffre marquant la différence entre le périmètre thoracique en inspiration *forcée* et celui obtenu par l'expiration *forcée*. Il a montré que certains hommes, robustes en apparence, offrant des périmètres statiques de 0,85, 0,90, 0,91 pour des tailles de 1^m,71 à 1^m.72, présentaient des indices relativement faibles, 5, 7, etc... et, qu'inversement, on pouvait trouver des sujets à périmètre statique faible, possédant un indice respira-

---

[1] CHAMPEAUX. Indice respiratoire. *Caducée*, 2 décembre 1905.

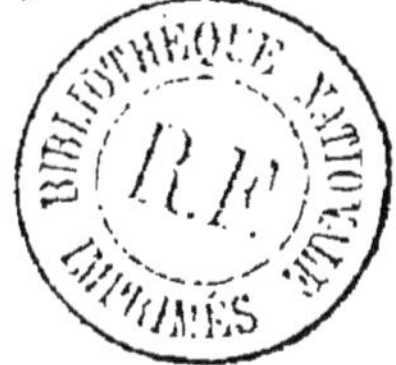

toire très élevé ; des malingres anatomiques qui sont de robustes fonctionnels, selon l'expression de ROSENTHAL [1].

J'avoue cependant que les chiffres d'amplitude thoracique trouvés par ce dernier auteur m'ont toujours paru fort exagérés, et que j'ai toujours considéré les amplitudes de 7 comme l'expression d'un indice fort. Sur 4190 mensurations prises par moi-même, au niveau de l'appendice xyphoïde, 3163 m'ont donné 3 à 6 d'amplitude, et sur ce chiffre 1080 m'ont donné 5. Mme NAGEOTTE WILBOUCHEVITCH [2] est arrivée aux mêmes résultats. Il en est de même de MACKIEWICZ.

La mesure de la capacité pulmonaire ne semble pas plus sûre que les autres ; elle est d'ailleurs d'une application trop difficile pour entrer dans la pratique au point de vue de la sélection du contingent. Il ne faut pas se dissimuler que, comme l'a écrit M. KELSCH, même les mesures qui s'appliquent au thorax ne sont que des ressources secondaires, qui doivent s'ajouter et non pas se substituer aux données de l'exploration clinique.

G. **Rapprochement de la mesure de la capacité respiratoire et du poids.** — MM. BOUREAU et DE GAULEJAC [3] ont préconisé une autre formule de robusticité. Elle repose sur l'évaluation du volume des muscles comparé à la capacité respiratoire et au poids de l'homme.

---

[1] ROSENTHAL. L'insuffisance respiratoire, *Presse médicale*, 19 mars 1904 et 28 mai 1904.

[2] NAGEOTTE-WILBOUCHEVITCH. Kinésithérapie respiratoire, *Bibliothèque thérapeutique* de Gilbert et Carnot, p. 386.

[3] *Gaz. méd. du Centre*, 1er décembre 1904, p. 453, et Nouveau procédé d'évaluation physique du soldat, Paris, Lavauzelle, 1904.

Ne pouvant mensurer tous les muscles de l'organisme, pour constituer une méthode d'appréciation pratique, les auteurs se sont limités à la mesure du diamètre bideltoïdien comme échantillon du segment supérieur du corps, et à celle de la circonférence de la cuisse immédiatement au-dessous du pli de la fesse pour le segment inférieur. De plus, utilisant les données d'une loi anthropologique qui établit que le diamètre bideltoïdien, chez un individu normal, est égal à la somme des diamètres transverses et antéro-postérieurs de la cage thoracique mesurés au compas d'épaisseur, au niveau de la ligne circonférentielle et horizontale passant par les sommets des plis antérieurs et postérieurs des aisselles, BOUREAU et DE GAULÉJAC ont pu simplifier leur calcul, puisque, dans ces conditions, le diamètre bideltoïdien donne en même temps que le volume des muscles une mesure suffisante de la capacité respiratoire.

Se basant sur des mensurations recueillies chez 10 000 hommes, les auteurs ont dressé des tableaux donnant pour toutes les tailles entre $1^m,50$ et $1^m,85$ la proportionnalité du poids et les valeurs anthropométriques essentielles du soldat de 21 ans moyen. Ces chiffres constituent un étalon auquel on compare les diverses mensurations prises sur l'homme examiné.

II. **Evaluation de la masse du corps.** — Le chef du Service de santé du *Borda*, le docteur THÉMOIN[1], ayant à rechercher l'état de robusticité de jeunes gens âgés de 16 à 18 ans, trouva en défaut les méthodes de MACKIEWICZ, TARTIÈRES et PIGNET. Il eut alors l'idée d'évaluer la

[1] THÉMOIN. Note complémentaire sur le développement des élèves de l'École navale. *Arch. de méd. navale*, 1903, n° 8.

valeur physiologique de l'individu par la somme de trois facteurs : Taille + Poids — Périmètre thoracique. Pour criterium de la justesse de cette méthode, il prit la *résistance de l'organisme à la tuberculose*. Ces données appliquées aux élèves en expérience ont fourni 355 valeurs individuelles comprises entre les chiffres extrêmes 2 645 et 3 671. Pour simplifier, il a, sans inconvénient, supprimé les deux dernières décimales et obtenu le tableau suivant :

CONSTITUTIONS	NOMBRE D'ÉLÈVES	MORBIDITÉ TUBERCULEUSE	TUBERCULEUX p. 100
Fortes : 3,6 à 3,3. . . .	46	0	0
Moyennes : 3,2 à 2,9. .	285	8	2,8
Faibles 2,8 à 2,6	24	2	8,3

La colonne de pourcentage donne raison à l'auteur, du moins en ce qui concerne la résistance du terrain organique au développement de la tuberculose. Mais des résultats contradictoires ont été obtenus par quelques observateurs.

Nombreuses, comme on le voit, sont les méthodes d'appréciation de robusticité de la constitution. Chacune d'elles marque un perfectionnement et témoigne des efforts faits par les médecins militaires pour arriver à éliminer de l'armée les faibles et les insuffisants.

Mais, on se tromperait en pensant qu'un organisme aussi variable que celui de l'être humain puisse révéler ses aptitudes à la santé ou à la maladie suivant des formules mathématiques. Aussi est-ce bien plutôt dans son expérience et son sens clinique que le médecin devra rechercher les bases les plus solides de son jugement.

A ce point de vue, il nous reste à considérer un dernier groupe d'informations qui indiquent le fléchissement de l'organisme et qui, par là même, doivent être envisagées comme un criterium de maladie. Celles-ci décident du sort de ces jeunes hommes sur la limite, qu'on appelle les faibles de constitution.

Trois symptômes devront être particulièrement retenus.

a. *La tachycardie habituelle* ou passagère mais persistant un quart d'heure après un exercice modéré. Hanot[1] attachait à ce signe une valeur diagnostique décisive. Faisans la regarde comme le résultat d'une excitation habituelle d'ordre toxique. Papillon l'attribua à l'hypotension artérielle habituelle chez le tuberculeux.

b. *Élévation de la température.* — Depuis longtemps nos maîtres avaient constaté que la fièvre était souvent le premier signe de la tuberculose. Grancher[2] base son diagnostic de prétuberculose sur les anomalies inspiratoires accompagnées de « *fébricule* ». M. le Dr Savoire regarde comme anormal un écart de 1° entre les températures matinales et vespérales. MM. Daremberg[3] et Chuquet ont perfectionné cette recherche diagnostique en créant la « *fièvre provoquée* », signe encore plus précoce que la fièvre naturelle. Le procédé consiste à faire marcher le malade pendant une heure au pas accéléré et à prendre la température avant et après la marche. Un écart de 8 à 15 dixièmes est absolument anormal. Pour le médecin-major de Montéty un écart d'un demi-degré suffirait à constituer une forte présomption en faveur

---

[1] Hanot. *Semaine médicale*, 1898, p. 305.

[2] Grancher. La prophylaxie de la tuberculose. *Bull. de l'Acad. de méd.*, 1898.

[3] Daremberg. Les différentes formes cliniques et sociales de la tuberculose pulmonaire, p. 65.

d'une tuberculose latente. Gassin[1] a démontré qu'une marche de 4 kilomètres, effectuée en une heure, n'a eu aucun effet sur 90 p. 100 des sujets sains. Sur 10 p. 100 elle a provoqué des écarts de 1 à 2 dixièmes. Il a observé au contraire que chez les tuberculeux ne présentant que de légères modifications de la respiration, 63 p. 100 voyaient leur température monter sous l'influence de la marche. Pour nous *cette épreuve a une importance considérable dans l'expertise médico-militaire* et nous la pratiquons de la façon suivante : Le sujet est d'abord laissé au lit deux jours pendant lesquels on s'assure, le matin à 8 heures, à 10 heures, puis à 2 heures et 6 heures du soir, de sa température prise avec le même thermomètre. Au bout de ce temps, l'homme se lève dans la journée sans faire de marche proprement dite, et on prend sa température aux mêmes heures pendant deux jours. Le quatrième jour, le matin, après température prise, le malade marche au pas accéléré pendant une heure, sa température est prise immédiatement après, et encore au bout d'une demi-heure. Si l'écart entre la température normale des jours précédents le matin et la température une demi-heure après la marche reste de 5 dixièmes à 1°, je considère le sujet comme malade en évolution. En général la température de 37° et au-dessus sous l'aisselle, le matin, sont anormales : ce sont les températures propres de la tuberculose. Pour ma part j'ai observé, toujours après exercice, le maintien d'une température plus élevée que la normale, malgré le repos de 30 minutes, et c'est à l'écart survenant entre la température avant et une

---

[1] Gassin. Sur la température des tuberculeux. Thèse Bordeaux, 1900-1905.

demi-heure après l'exercice que j'accorde le plus de valeur. M. DAREMBERG[1] considère comme caractéristique surtout l'écart survenant entre la température prise immédiatement après la marche et celle constatée après 20 minutes de repos.

c. *L'amaigrissement progressif* enfin, résultat d'une dyspepsie exceptionnelle à 20 ans, forme le troisième symptôme et, avec les deux premiers, il aidera suffisamment à faire le diagnostic qui doit indiquer l'élimination hâtive des rangs de l'armée.

M. LEVEN[2] a attiré dernièrement l'attention sur une dyspepsie qui simulerait la dyspepsie symptomatique de la tuberculose pulmonaire, car elle s'accompagne de toux, d'enrouement, d'anorexie et d'amaigrissement, parfois même d'une fièvre d'une certaine durée. Mais ces cas n'ont été observés que chez les enfants et les jeunes filles, et les phénomènes gastriques s'accompagnaient de symptômes nerveux, permettant de diminuer la valeur de ces troubles dyspeptiques. Cependant, il peut rester une arrière-pensée au lecteur sur la nature véritable de la maladie, quand on se souvient de la fréquence de la tuberculose et de la fréquence probable de sa guérison.

L'expiration prolongée aux sommets du poumon est mise en Belgique[3] parmi les signes de la faiblesse de constitution, ainsi que l'hypertrophie de croissance entendue comme expression d'un cœur trop développé pour une cage thoracique étroite. L'expiration, prolon-

---

[1] DAREMBERG. *Loc. cit.*, p. 6.

[2] LEVEN. Des dyspeptiques considérés à tort comme tuberculeux. *Revue de la tuberculose*, juin 1908.

[3] MAISTRIAU. La lutte contre la tuberculose dans l'armée belge. *Caducée*, 5 septembre 1908, p. 229.

gée spécialement au sommet droit, serait également pour Duponchel[1] un signe de faiblesse.

On peut encore faire mention de la dilatation unilatérale de la pupille, de l'abaissement de la pression artérielle. D'après Potain, Broehmer, Marfan, cette pression, au lieu d'atteindre 15 à 18 centimètres, s'abaisse à 13, 10 et même 8 centimètres.

Robin[2] et Teissier ont montré encore que la quantité d'urine émise au début de la tuberculose était augmentée. Il y a également accroissement du taux des phosphates terreux dans l'urine. Teissier a établi l'existence d'une albuminurie prétuberculeuse au taux de 0,20 à 0,80. Daremberg signale l'hypochlorurie permanente.

Que conclure de tout ceci au point de vue militaire ? Il faut d'abord regarder comme insuffisante la description classique du premier degré de la tuberculose pulmonaire ; la matité, l'expiration prolongée et soufflante et les craquements secs ou humides étant les signes, non d'une tuberculose au début, mais d'une tuberculose déjà avancée.

Les *anomalies inspiratoires* aux sommets, lorsqu'elles sont *fixes et persistantes*, doivent entraîner la *mise en observation* des sujets qui en sont porteurs, surtout lorsque ceux-ci possèdent des *antécédents familiaux ou personnels* tuberculeux, ou que l'état général offre un aspect de déchéance organique.

Il va de soi, dit le professeur Grancher[3], que, pour entraîner la réforme, la menace de tuberculisation doit être accompagnée de signes objectifs, signes généraux

[1] Duponchel. *Traité de médecine légale militaire.*

[2] Robin, *Soc. méd. des Hôp.*, 9 mars 1896.

[2] Grancher. Rapport à l'Académie de médecine sur la prophylaxie de la tuberculose, 1898.

tels que amaigrissement progressif, perte de forces, fébricule.

Donc, si l'homme se porte bien, s'il mange bien, s'il ne maigrit pas, s'il reste gai et alerte, s'il ne se fatigue pas facilement, si les exercices ne lui font pas perdre le sommeil, *il doit être gardé au régiment*.

Rappelant les souvenirs de sa carrière militaire, L. Colin[1] affirme avoir connu de nombreux soldats atteints de tuberculose pulmonaire latente ou guérie qui avaient poursuivi jusqu'au bout la carrière des armes. De cette catégorie sont sortis maints vigoureux soldats, des chefs vaillants, même illustres, qui, au cours de leur rude existence, ont rendu au pays de signalés services.

« Les porteurs de tuberculose latente, dit de son côté M. le médecin-inspecteur Kelsch[2], ne sont pas irrémédiablement voués à la phtisie parce qu'ils deviennent militaires. Chez un grand nombre d'entre eux, la vie au grand air, les exercices de l'assouplissement, de l'entraînement progressif, loin de leur être funestes, exercent souvent une influence salutaire et deviennent des auxiliaires précieux de l'organisme dans la lutte défensive contre des foyers bacillaires momentanément éteints. »

L'étude que MM. les médecins-majors Simon et Perrin[3] ont consacrée aux dispositions à prendre vis-à-vis des malingres, fait voir dans quelles conditions de

---

[1] Colin. La tuberculose dans l'armée. J.-B. Baillière, 1899, p. 14.

[2] Kelsch. La tuberculose dans l'armée. *Revue d'hygiène*, 1905, p. 746.

[3] Simon et Perrin. Les malingres dans l'armée. *Arch. de méd. milit.*, avril 1906.

pareils résultats pourraient être plus souvent obtenus.

Si, au contraire, l'organisme fléchit, si on observe ces petits signes qui précèdent souvent de longtemps l'éclosion des accidents pulmonaires : perte d'appétit, dyspepsie, tachycardie, fatigue rapide, perte de sommeil, amaigrissement léger, élévation de température après un exercice moyen, *il ne faut pas hésiter : l'homme doit être arrêté, éloigné du régiment d'une façon temporaire ou définitive,* mais *immédiatement, sans attendre des signes locaux plus prononcés.*

L'état général reste la base d'appréciation la plus sûre, parce qu'il est l'expression de la *souffrance de l'organisme.* Peu importe qu'un bacille reste caché au sein d'un ganglion bronchique ou mésentérique, si l'homme qui le porte est vigoureux.

Les réactions de l'organisme, provoquées par les méthodes de laboratoire, accusent donc la simple présence du germe.

Les signes locaux obtenus par la radioscopie et l'exploration clinique de la cage thoracique indiquent où s'est réfugié le bacille de Kocu, où il a provoqué des lésions de la tuberculose pulmonaire ; la connaissance des antécédents familiaux ou personnels, ainsi que les éléments d'appréciation, puisés dans les mensurations du thorax et dans l'évaluation du poids du corps, nous renseignent sur l'état de réceptivité de l'organisme. Mais les symptômes généraux seuls sont capables de nous dire si le bacille est en période d'activité, si en somme le sujet est malade ou non. Or, c'est au malade surtout que s'appliquent les mesures d'élimination des rangs de l'armée ; c'est assez dire l'importance de ces symptômes.

Il nous a paru utile de clore ce chapitre par un projet de casier sanitaire dont l'établissement devrait être réservé seulement aux hommes reconnus suspects de tuberculose à l'arrivée au régiment. Nous avons voulu ainsi mettre sous les yeux du lecteur le résumé de ce qui vient d'être dit, c'est-à-dire les éléments constituants de l'enquête à faire par l'expert militaire.

PROGRAMME D'UNE FICHE SANITAIRE

CONCERNANT UN HOMME ATTEINT DE TUBERCULOSE
OU DE SIGNES SUSPECTS DU CÔTÉ DE LA POITRINE

Nom et prénoms.
Age. Profession. Lieu de naissance.
Régions habitées jusqu'à l'incorporation.
Centre de recrutement.
Date de l'incorporation.
Ajournements antérieurs.

Antécédents héréditaires.

Père ou mère morts de phtisie à quel âge? Durée de la maladie.
Résultat de l'enquête locale à ce sujet.
Quel âge avait le sujet à ce moment?
Combien de temps a-t-il cohabité avec ses parents malades?
Frères ou sœurs tuberculeux?
Durée de cohabitation.
Amis, camarades de collège, camarades d'atelier?

Antécédents personnels.

Bronchite? de quelle durée? ayant ou non nécesssité le séjour au lit pendant combien de temps?
Pleurésie? époque? durée?
Hémoptysie? époque? durée?
État actuel.
Constitution. État d'embonpoint. Taille. *Poids.* Périmètre moyen. Amplitude thoracique.

Examen local.

Aspect. Déformation du thorax. Percussion. Palpations. Vibration thoracique. Auscultation, intensité de l'inspiration ou de l'expiration, tonalité, timbres. Vibrations vocales. Modifications de la voix. Transsonance.

Noter les résultats de l'examen pour les régions sous et sus-claviculaire, sus-épineuse, axillaire. Percussion directe de la clavicule.

Phénomènes généraux.

Température au repos et après exercice.
Examen du pouls. Tachycardie persistante.
Troubles dyspeptiques. Poids.
Troubles urinaires. Phosphaturie. Hypochlorurie.
Observations sur la marche de la maladie.

Cette fiche, rédigée au corps pour les parties principales, serait complétée à l'hôpital, seul endroit où on puisse faire une observation approfondie, surtout lorsque l'homme n'offre que des signes suspects pouvant se rattacher à la prétuberculose.

CHAPITRE III

INFLUENCE DE LA FATIGUE

ACCOUTUMANCE A LA VIE MILITAIRE
INSTRUCTION DES FAIBLES

Nous venons de voir quelle influence marquée exerce sur la morbidité tuberculeuse la sélection du contingent. Écarter les prédisposés à la phtisie par un triage sévère est le premier acte, le prélude de notre lutte contre la tuberculose (Kelsch). Ce triage ébauché au conseil de revision, complété lors de la visite d'incorporation, et par un examen plus approfondi au cours des premiers mois de service, se heurte souvent, il faut le dire bien haut, à l'*incertitude des signes* auxquels on reconnaît un prétuberculeux, mais cet obstacle n'est pas insurmontable, si on veut bien se persuader qu'un diagnostic de cette nature exige parfois un examen minutieux et prolongé ; et si l'expert s'adresse à tous les éléments d'informations que nous possédons en s'attachant surtout à l'étude des phénomènes cliniques.

Ainsi comprise, cette sélection demeure la base de la prophylaxie de la tuberculose dans l'armée.

Immédiatement après, nous trouvons *un groupe de facteurs* qui, avec la cause précédente, absorbent à peu près toute l'étiologie de la morbidité tuberculeuse dans l'armée. Il est constitué par la *fatigue*, *l'exposition aux intempéries* et le *séjour dans l'air confiné*.

On a dit et on répète souvent que les fatigues imposées aux soldats au cours de leur service militaire sont souvent beaucoup moins intenses que celles que subissent nombre d'ouvriers des villes ou de la campagne ; et, comme ce sont ces mêmes ouvriers qui forment la plus grande partie des contingents, il paraît invraisemblable que ceux-ci supportent moins bien une vie en somme moins fatigante.

Il se peut en effet, que si on mesure le travail au kilogrammètre et la fatigue à l'ergographe, on arrive à une évaluation supérieure pour l'accomplissement dans la vie civile de certains travaux manuels, mais il ne s'agit pas ici de porter un jugement sur la quantité de travail accompli, mais bien d'apprécier les qualités de ce travail et sa répercussion sur l'organisme.

Or l'expérience nous apprend qu'un *travail nouveau* exige pour son accomplissement un effort plus considérable que celui auquel on est habitué, partant la fatigue est plus intense et se produit plus rapidement. Eh bien ! *le service militaire est pour tous un travail nouveau*. La conscription amène à la caserne des hommes de *toutes les professions et pas une seule d'entre elles ne ressemble à la profession militaire*. Agriculteurs, ouvriers des campagnes ou des villes, commerçants, industriels, bureaucrates, hommes ayant mené jusque-là une vie sédentaire ou une vie active, aucun n'est préparé à l'existence militaire. L'agriculteur qui semble devoir fournir l'élément le plus vigoureux et le plus apte au travail corporel, sera peut-être celui qui ressentira le plus vivement la fatigue. Si le travail musculaire est difficile à supporter par l'homme à profession sédentaire, *la vie dans un milieu confiné* n'est pas moins redoutable pour l'agriculteur et on peut avancer que d'une façon générale le premier bénéficiera plutôt de sa nouvelle existence au bout d'un certain temps, tandis que le second verra peut-être plus fréquemment ses forces péricliter, dans ce milieu où l'air lui est pour ainsi dire mesuré, où ses habitudes alimentaires sont changées, où le travail physique exigé de lui n'est pas comparable au labeur continu, intense parfois, mais lent et paisible qu'il fournit chaque jour.

Le but du service, c'est de faire de tous, des soldats robustes, souples et instruits en un métier spécial. Le résultat implique une dépense de force physique et d'énergie morale et intellectuelle. Les exigences de la discipline viennent encore augmenter l'effort, en demandant à ces hommes une tension d'esprit que beaucoup n'ont jamais connue. Or l'équilibre d'où résulte la santé revêt une stabilité différente suivant les personnalités. Le moindre choc bouleversera l'une qui laissera l'autre indifférente ; la faculté d'adaptation au milieu est une qualité infiniment variable et contingente. Ces organismes humains, apparemment normaux, qui eussent peut-être continué à vivre normalement dans leur milieu d'origine, fléchiront aux abords de cette vie nouvelle. L'existence militaire est précisément capable d'apporter ce choc qui détruira l'équilibre.

Le plus grand nombre après quelques jours, quelques semaines de dépression, accusée souvent par une légère diminution de poids momentanée, surmontera ce premier choc, l'équilibre se rétablira, et l'expérience nous permet de constater dans les régiments un accroissement de vie et de force chez la plupart des conscrits. Il existe cependant des circonstances spéciales dans la vie régimentaire qui en dehors de la période d'accoutumance, augmentent la fatigue des hommes et sont notées comme particulièrement propres à déprimer l'organisme. Parmi celles-ci j'ai remarqué souvent l'absence de sommeil dû soit au va-et-vient continuel, qui se produit pendant la nuit dans les grandes chambres, particulièrement à certains jours de la semaine où les permissions sont nombreuses, soit au retour trop fréquent de gardes surtout dans les régiments de cavalerie et d'artillerie, aux époques de manœuvres, de départ de la classe ; le personnel restreint doit quand même fournir les gardes de nuit aux écuries. On voit aussi certaines semaines les hommes prendre 2 et 3 fois la garde et se présenter à la visite fatigués. Les permissions de courte durée doivent compter encore comme un élément important de surmenage, lorsque l'homme doit faire en chemin de fer deux longs trajets de nuit pour reprendre le service dès le retour. Cet abus des permissions a d'ailleurs été l'objet d'avis ministériels et de réglementations.

Quant aux faibles, ils fléchissent en général dès le début, d'autres après une période de fatigues resteront des déprimés.

Il s'agit en général d'*hommes acceptés sur la limite, mais sans lésion,* qui auront été inscrits sur un registre spécial lors de l'incorporation ; ce sont ceux-là qui feront des tuberculeux, si on n'y prend pas garde ; car le *bacille de Koch* se montre de plus en plus comme le *parasite d'un organisme en déficit.*

Quand se rompt l'équilibre d'où résulte l'état de santé, il faut craindre de voir entrer en scène le germe qui sommeille. Semez sur du terreau, disait Trousseau, vous aurez une belle récolte ; semez sur du roc, vous n'obtiendrez rien. Tant que nous sommes du roc, nous résistons, si nous *faiblissons*, nous devenons du terreau et nous sommes malades.

Il n'est point de maladie, dit encore Kelsch[1], en parlant plus spécialement de la tuberculose où la résistance des forces vitales au moteur pathogène assume un rôle aussi considérable que dans la phtisie,... la tuberculose est l'aboutissant de toutes les causes de déchéance de l'organisme.

On a cherché dans ces derniers temps à éviter les conséquences de ces premières fatigues chez les jeunes soldats par la création de pelotons spéciaux, connus sous le nom de *peloton des malingres*. De louables efforts ont été faits dans un certain nombre de corps, et le travail si documenté de MM. le médecin principal Simon et le médecin-major Perrin[2] est venu nous faire connaître dans quelles proportions, une instruction progressivement et lentement conduite pouvait amener certains hommes à prendre leur place dans le rang.

Sur 40 sujets du 74e régiment d'infanterie versés au peloton des malingres en 1904-1905, et abstraction faite de 10 hommes éliminés par réforme ou changement de corps (améliorés), 24 malingres furent rendus à leur compagnie au moment de la constitution du peloton suivant (1905-1906), 7 très améliorés, *à aptitude militaire restreinte*, il est vrai, 17 paraissant avoir recouvré l'aptitude militaire intégrale ; *six* ne quittèrent le peloton qu'à la libération, c'est-à-dire qu'ils restèrent pendant toute la durée de leur service des

---

[1] Kelsch. La tuberculose dans l'armée. Doin, 1903, p. 14 et 15.
[2] Simon et Perrin. Les malingres dans l'armée, *Arch. de méd. milit.*, avril 1906.

hommes *incapables de suivre leurs camarades, incapables par conséquent de faire campagne.*

Il n'est pas douteux qu'en dosant les exercices de façon à éviter chez certains hommes cette rupture d'équilibre qui ouvre la porte à la tuberculose, on n'arrive à un résultat. Celui obtenu par MM. Simon et Perrin est très encourageant.

Mais il ne faudrait pas en exagérer la portée et incorporer de trop nombreux hommes faibles de constitution, sous prétexte de les fortifier. C'est ainsi qu'on ne saurait souscrire au versement dans ces pelotons d'hommes présentant un état de santé imposant une décision de réforme temporaire ou définitive. Il ne faut pas oublier que bien que soumis à des exercices scientifiquement gradués, bien que devenus l'objet d'une louable sollicitude, ces hommes appartiennent cependant à la caserne, c'est-à-dire à une collectivité qui par ce fait même comporte des dangers que l'homme ne subirait pas s'il était isolé. Cette limite apportée à la composition des pelotons de malingres, paraît d'autant plus indiquée qu'avec l'incorporation globale des services auxiliaires, le nombre des hommes faibles de constitution va s'accroître.

Bien que cette nouvelle catégorie d'incorporés ne doive comprendre que des demi-bons, c'est-à-dire des sujets atteints seulement d'imperfections physiques relatives, *les seuls* que, dans son intention première, le législateur a entendu utiliser pour les services accessoires de l'armée, il est à craindre, qu'après un ajournement d'un an, des jeunes gens de constitution médiocre viennent grossir les effectifs du service auxiliaire. Il sera difficile en l'absence de toute lésion de ne pas souscrire à la requête de ces hommes, qui, se sentant bien portants, demandent avec raison à faire leur service militaire le plus tôt possible, un ajournement pouvant être désastreux pour l'exercice d'une profession dans la vie civile.

Tout en conservant donc ces pelotons de malingres, destinés à éviter le surmenage chez des hommes propres à faire ensuite de bons soldats, il y a lieu de ne pas en exagérer l'importance. M. le médecin-major Duguet[1] a pu faire rentrer dans le rang 15 malingres sur 15 après entraînement progressif et suralimentation; mais c'est là l'exception et les résultats publiés par MM. Simon et Perrin plaident en faveur de cette manière de voir.

En somme, on ne peut compter comme gain, ces hommes qui après leur sortie du peloton, tout en conservant une bonne santé apparente, n'ont pu suivre les autres. En réalité *sur 40 malingres du 74ᵉ régiment d'infanterie 17 seulement*, c'est-à-dire moins de la moitié, *ont bénéficié de leur séjour* au peloton des malingres. Les autres n'ont pu suivre les camarades et n'auraient pas été capables d'entrer en campagne. Ils seraient devenus des non-valeurs, encombrant les routes, les lignes d'évacuation, les hôpitaux. L'armée est faite pour donner à des hommes vigoureux une instruction spéciale et non pour servir de sanatorium ; c'est plutôt à l'école et aux œuvres post-scolaires que doivent être demandés les mesures destinées à fortifier la race.

Mais puisque ces œuvres ne sont encore dans la société civile qu'à l'état embryonnaire et que grâce au zèle et à la compétence spéciales de plusieurs de nos

---

[1] *Soc. de méd. milit.*, 1908, nᵒ 13, p. 401.

collègues, elles sont florissantes dans l'armée, que celle-ci, loin de les abandonner, les organise sans frais, et sans gêne pour le commandement.

Qu'on gradue la fatigue des premiers exercices pour les hommes du contingent, qu'on leur accorde les temps de repos nécessaire qu'on mène leur entraînement rationnellement avec circonspection et prudence, de façon à ne pas porter atteinte au précieux capital qu'ils apportent par leur bon état de santé, voilà le vrai but à atteindre. Si en face, de notre natalité décroissante on cherche une compensation dans l'admission d'*hommes d'apparences faibles, que leur effectif soit le plus faible possible.*

Il importe d'éviter avec le plus grand soin, dit la circulaire du 13 janvier 1908, de prendre des malingres, des débiles, des sujets chétifs dont l'état général laisse à désirer et peut faire craindre une manifestation tuberculeuse dans un délai plus ou moins rapproché. Il faut donc qu'on limite le choix de certains débiles *à ceux qui ne présentent aucune tare héréditaire ou acquise,* aux déficients par les organes des sens, ou par quelque difformité physique.

MM. les médecins-majors Solmon[1], Chireau, Barisien ont proposé de choisir pour ces groupes certains corps d'armée situés dans les régions maritimes ou d'altitude. Il semble préférable de ne pas leur faire abandonner leur corps, tant à cause de l'affectation des hommes à différentes armes, que pour éviter une trop grande agglomération de ces malingres.

Restons bien persuadés d'ailleurs que le dosage de la fatigue est aussi nécessaire pour tous les hommes du

[1] *Bull. de la Soc. de méd. milit.*, 31 juillet 1908, p. 425.

contingent, car il n'y a pas que les faibles qui deviennent tuberculeux. Le commandement a si bien compris son devoir à cet égard que, par sa circulaire du 12 octobre 1905 sur l'instruction des recrues, le ministre de la Guerre a recommandé d'*appliquer à tous les jeunes soldats* du contingent *les principes de progression adoptés par le 74ᵉ régiment d'infanterie pour les malingres.* C'est là un hommage bien mérité rendu aux auteurs de ce programme d'instruction.

Ces mesures viendront compenser l'augmentation de fatigue qui semblerait *théoriquement* résulter de la diminution du temps de service. En pratique, en effet, la réduction du service militaire ne semble pas avoir eu grande influence sur la morbidité tuberculeuse. Témoin de l'instruction des jeunes soldats sous le régime des lois de 1872 à 1889, je n'ai pu constater à vrai dire aucune différence pouvant faire penser que, de ce fait, en était résulté une plus grande fatigue pour les hommes. A vrai dire l'homme de troupe, le soldat d'infanterie surtout a terminé son instruction technique au bout de 6 à 8 mois de service, et celle-ci n'est pas plus chargée aujourd'hui qu'autrefois. Il est évident, au contraire, que, depuis quelques années, les commandants d'unité accordent à la progression de l'instruction une attention beaucoup plus grande, et que souvent d'eux-mêmes ils octroient à tel ou tel sujet fatigué quelques heures ou quelques jours de repos. On ne saurait trop insister sur l'adoption de cette heureuse pratique, d'une application plus difficile pour le médecin ; car, pour accorder de telles exemptions, il est nécessaire de bien connaître les hommes, si on ne veut pas s'exposer à des abus faciles à deviner. La chose est possible cependant pour nos collègues des régiments au bout de quelques mois de séjour. Ici apparaît, comme en beaucoup d'autres circonstances, la nécessité d'attacher d'une façon permanente le médecin au régiment. Il est absolument nécessaire que *la simple fatigue puisse devenir un motif d'exemption*, car elle *joue un rôle énorme,* dans l'éclosion de la *tuberculose pulmonaire.*

Les médecins militaires ont constaté de tous temps l'importance de la fatigue individuelle et collective comme facteur étiologique de la morbidité dans l'armée, en temps de paix comme en campagne.

Nul fait n'est plus suggestif à cet égard que l'augmentation brusque de la morbidité tuberculeuse dans le régiment des sapeurs-pompiers de Paris de 1885 à 1887. L'enquête poursuivie à cette époque par le médecin-inspecteur général Colin et le médecin-major Millet [1], chef de service à ce régiment, révéla *l'influence évidente du surmenage* et..... *de l'insuffisance de la sélection*, ce qui justifie bien l'accollement de ces deux chapitres l'un à l'autre et l'importance prépondérante accordée à ces deux facteurs dans l'étiologie de la tuberculose pulmonaire. M. le médecin-inspecteur Kelsch a fait de la situation de ce régiment une exposition lumineuse que nous ne pouvons mieux faire que de reproduire.

« Jusqu'en 1884, le service des sapeurs-pompiers, en dehors des incendies, n'était guère plus pénible que celui des autres corps de troupe. Les hommes recevaient peu d'instruction militaire générale, et, grâce à la simplicité du matériel en usage, leur instruction technique était rapidement achevée.

---

[1] Millet. La tuberculose dans l'armée, *Grande Revue*, 1905.

« Mais après 1884 à la suite d'incendies retentissants, le service et le matériel furent l'objet d'une refonte fondamentale. Des engins puissants, actionnés par la vapeur, des échelles roulantes remplacèrent l'ancien outillage et surchargèrent les programmes d'instruction d'une façon d'autant plus lourde qu'il fallait assurer le service courant tout en poursuivant leur accomplissement.

« Une pareille situation créa un état de surmenage chronique dont tous les rapports médicaux de l'époque portent témoignage. L'accroissement de la tuberculose se greffa si étroitement sur elle, que la relation de cause à effet s'imposa à tous les esprits. « La multiplication énorme et incessante des atteintes de cette maladie correspond à un surcroît de travail imposé aux hommes par la transformation de l'outillage et à l'insuffisance de la réparation organique qui en fut la conséquence. » Telle est la conclusion à laquelle aboutirent toutes les enquêtes. Le succès des mesures prophylactiques qui furent adoptées pour arrêter les progrès du mal donne la contre-épreuve de cette interprétation.

« Quelles furent en effet ces mesures? Il ne fut point question de substituer la serpillière au balai. *Avant de traiter les chambrées, on traita les hommes et cela suffit.* Tout d'abord, *le service fut allégé* de tout ce qui n'était pas strictement indispensable. Les lourdes exigences de la sécurité publique ne permettant point de renoncer à l'œuvre commencée, ni de simplifier le programme d'instruction, on retrancha du service tout ce qui pouvait en être distrait sans danger.

« L'installation dans les rues de la ville de nombreux avertisseurs permit de faire disparaître la plupart des postes-vigie, et d'alléger ainsi le service de garde. Les factions devant les casernes furent supprimées et remplacées par la fermeture des portes. La garde des postes dans les casernes fut réduite, le service permanent des théâtres supprimé et remplacé par un simple piquet de représentation. Des camions furent créés pour transporter les hommes de corvée dans les points éloignés de leur caserne. Enfin la multiplication des réseaux téléphoniques fit disparaître les causes de fatigues résultant de la transmission des communications.

« D'autre part, le 18 février 1888, le Comité de perfectionnement vota et le Conseil municipal approuva une augmentation journalière de 0 fr. 40 par homme pour l'alimentation, si bien que le versement quotidien à l'ordinaire s'éleva de 0 fr. 88 à 1 fr. 20, et le régime des sapeurs-pompiers atteignit à peu près la ration de guerre des soldats.

« En outre, des modifications extrêmement importantes et d'une efficacité décisive furent apportées en 1887 *au mode de sélection de ce corps,* au double point de vue des éliminations et des admissions. D'une part, la réforme fut appliquée à tous les hommes chez qui la bronchite venait à se compliquer d'amaigrissement et de signes suspects du sommet, car les nécessités du service sont telles, aux sapeurs-pompiers, qu'il est impossible d'y pratiquer, comme dans les autres corps, l'entraînement ménagé qui est susceptible de fortifier les faibles. D'autre part, la *sélection* fut perfectionnée par la faculté laissée aux médecins de proposer le renvoi à leur corps d'origine respectif de tous les hommes n'offrant point la force et la vigueur indispensables à l'accomplissement du lourd service de ce régiment.

De ce fait, la morbidité tuberculeuse qui de 1885 à 1887 s'était élevée à 12,9 et 24,1 pour 1000 hommes d'effectif, après avoir été de 3,5 en moyenne de 1881 à 1884, retomba en 1888 à 6,3 et 5,7. L'élévation de la morbidité dura trois ans et ne céda en somme qu'à une sélection plus sévère. Malgré tout, les chiffres furent plus élevés que primitivement, témoignant sans doute par suite de l'augmentation des fatigues imposées à ce corps dont le service est de plus en plus chargé. »

L'influence de la fatigue est encore bien plus nette si on considère le chiffre élevé de la tuberculose de certains corps par rapport à d'autres. Les statistiques mettent en évidence ce fait que la morbidité tuberculeuse est plus élevée dans les corps de troupe actif, que dans ceux plus ou moins sédentaires.

En effet, tandis que la morbidité moyenne de 1888 à 1905 pour 1000 hommes est de :

Pour les régiments d'infanterie de		6,31
— — du génie.		6,06
— — d'artillerie		5,82
— — de cavalerie		6,08

Elle est de :

Pour les sections de commis et ouvriers d'administration	4,80
Pour les sections de secrétaires d'État-major . . .	4,70
Pour les compagnies d'ouvriers d'artillerie. . . .	3,97

Cependant il est un *groupe qui, malgré la sédentarité de ses fonctions, offre une morbidité beaucoup plus forte* que tous ces corps de troupes : c'est celui des *infirmiers militaires* dont la morbidité tuberculeuse atteint le chiffre de : 8,33 p. 1000.

Tous les médecins militaires ont relevé depuis long-temps cette infériorité sanitaire et l'ont attribuée soit à l'infériorité du recrutement, soit à la contagion. Ces deux causes doivent en effet entrer en ligne pour expliquer ce lourd tribut payé à la tuberculose par notre corps d'infirmiers. Trop longtemps on y a versé tous les déchets des régiments, mais depuis quelques années le recrutement se fait directement et on peut dire que la moyenne est aujourd'hui satisfaisante au point de vue de la robusticité. D'autre part on a beaucoup trop accordé à la contagion directe. Le nombre des tuberculeux ouverts, les seuls contagieux, est excessivement minime dans nos hôpitaux, et si on a pu relever de temps en temps quelques cas de contagion chez des hommes affectés aux salles de tuberculeux, ou à la désinfection des crachoirs, il n'en est pas moins vrai que le fait est rare.

Bien plus évident est le rôle de la *fatigue imposée par la réduction des effectifs*.

En effet, si de 1888 à 1905 on établit une comparaison entre l'effectif des malades hospitalisés et celui des sections d'infirmiers, on voit qu'en 1888, nous avions 48 infirmiers militaires pour 1000 malades, alors qu'en 1905 on n'en compte plus que la moitié, soit 24 pour 1000 malades. On comprend, dans ces conditions, la charge qui incombe à ce personnel qui d'autre part n'est pas l'objet d'une sélection suffisante, car on conserve toujours cette idée que la profession d'infirmier n'exige pas, de la part de ceux qui l'exercent, une aptitude physique aussi parfaite que celle exigée pour le service armé. Le contraire est la vérité.

On peut se rendre compte de la baisse constante des effectifs des sections d'infirmiers depuis 1888, en face du maintien d'un chiffre uniforme de malades. Depuis 1901 l'insuffisance s'accuse de plus en plus puisque de 31,64 pour 1000 malades, le chiffre tombe à 24,71, alors qu'entre 1888 et 1900 il oscillait entre 38 et 48 pour 1000.

Dans certains hôpitaux où j'ai relevé les tours de garde de nuit, j'ai pu constater pendant trois mois consécutifs que les hommes des services étaient privés de sommeil de minuit à 6 heures du matin tous les trois ou quatre jours et ces infirmiers doivent répondre quand même à l'appel du matin pour reprendre ensuite les durs travaux de nettoyage des salles. La privation de sommeil détermine chez l'homme de 20 ans une fatigue exceptionnelle. Cela est si vrai qu'en été, alors que l'excès de température oblige le commandement à faire marcher les hommes la nuit, il est bien recommandé de déterminer l'heure du coucher et du départ de façon à permettre un sommeil suffisant. Il n'est pas douteux que les veilles répétées viennent accroître, chez nos infirmiers, l'influence néfaste d'un travail pénible, repoussant, déprimant, qui consiste en travaux de nettoyages souvent dangereux, en veillées passées auprès de malades graves, en assistance des moribonds, sans jamais bénéficier d'une promenade au grand air et au soleil, si ce n'est les jours de sortie ; encore ces journées-là sont-elles le plus souvent des nuits qui, commencées à 5 heures du soir par le départ de l'hôpital, se poursuivent dans un estaminet, se terminant à 10 heures ou à minuit, ayant déterminé chez celui qui a obtenu cette permission, un peu plus de fatigue. Refuser ce qu'on appelle les permissions de théâtre serait une mesure rationnelle de prophylaxie ; mais elle apparaît immédiatement comme injuste et cruelle. Ce refus aggraverait encore la situation matérielle et morale de ces hommes vis-à-vis de leurs camarades des régiments. Ce mode de prophylaxie est impossible à réaliser ; seule une augmentation d'effectif peut atténuer la somme des fatigues subies par les infirmiers ; encore n'est-ce là qu'un palliatif qui certainement ne diminuerait pas de beaucoup la morbidité tuberculeuse de ce corps. *C'est l'âge et l'origine qu'il faudrait changer*. On sait quelle influence exerce le moral sur le physique ; un travail pénible, mais volontairement accepté, provoque moins de fatigue qu'un travail moindre mais exécuté sans goût ou avec aversion ; eh bien ! il en sera toujours ainsi tant qu'on *imposera* la profession d'infirmiers à des hommes qui n'ont aucune qualité pour la remplir. Faire un infirmier, d'un maçon, d'un agriculteur, d'un serrurier, d'un employé de commerce, c'est vouloir constituer un corps d'éléments inhabiles, incapables et voués d'avance aux dangers d'une dépression morale, que le jeune âge accentue encore.

Le seul remède est dans la formation d'un corps de rengagés, devenant à la longue infirmiers de profession, entraînés à cette fatigue spéciale. Ce corps existe en France dans la marine et aux colonies ; l'armée de terre ne peut-elle comporter les mêmes éléments ? Il faut le dire bien haut, la profession d'infirmier est une profession des plus pénibles : le chiffre élevé de la morbidité et de la mortalité tuberculeuse chez eux est le fait du surmenage, et c'est avec peine que leurs chefs constatent tous les jours cette situation contre laquelle malheureusement ils ne peuvent obtenir de remède.

D'autres exemples de l'influence de la fatigue nous sont donnés par les chiffres de mortalité tuberculeuse relevés en 1870 chez nos soldats prisonniers en Allemagne, et au cours de la guerre hispano-américaine. Chez les premiers, la tuberculose pulmonaire a déterminé quatre fois plus de décès que dans l'armée allemande pendant la période correspondante, et les hommes qui succombèrent à d'autres maladies étaient en même temps en évolution de tuberculose dans la proportion de 9 sur 10.

La tuberculose[1] dans l'armée espagnole augmenta de fréquence au fur et à mesure que les travaux et les fatigues augmentaient. Sur 200 000 hommes 5 000 succombèrent à la phtisie pulmonaire, et l'affection sévit surtout parmi les troupes engagées dans les opérations actives, vivant en plein air, mais soumises aux pénibles labeurs et aux dures privations d'une lutte malheureuse.

La fatigue a été relevée en Allemagne comme occupant le second rang, après les refroidissements, dans l'enquête de 1890. Sur 1000 fiches recueillies au point de vue des causes de réveil de la tuberculose latente, 105 accusaient le surmenage.

La fatigue, le surmenage, se trouve donc à l'origine de la morbidité tuberculeuse militaire. Faut-il en conclure que le soldat est constamment surmené par ses chefs, comme on a tendance à le croire dans le public, comme on a l'imprudence de l'écrire. Les pages qui précèdent mettent en évidence l'erreur d'une pareille manière de voir. Fatigue et surmenage sont des expressions dont il faut dégager la relativité. Tout changement d'existence et d'habitude entraîne un certain degré de dépression que la vie militaire, à nulle autre semblable, produit chez tous ceux qui la subissent sans que, pour cela, les conditions du travail imposé soient considérables ou exagérées. D'autre part, les organismes

---

[1] KELSCH. Tuberculose dans l'armée. *Revue d'hygiène*, 1905, p. 810.

soumis à cette nouvelle existence, à ce travail nouveau, sont essentiellement variés. Grâce à une sélection préalable, presque tous supporteront le labeur imposé, s'y accoutumeront, et beaucoup y puiseront certainement un regain de vigueur ; mais, pour d'autres, le simple changement d'habitude, l'expatriation auront été suffisants pour déterminer une dépression physique et morale durables ; chez ceux-là, la simple vie militaire aura créé le surmenage. Par des mesures spéciales de progressivité dans l'instruction, quelques-uns pourront être amenés à supporter la fatigue commune sans inconvénient. Mais, pour les autres, une élimination hâtive doit faire cesser le surmenage relatif, causé par ce travail trop lourd quoique normal, ce qui revient à dire qu'en somme le véritable criterium de l'aptitude au service de guerre ne se trouve en dernière analyse que dans l'essai de ce service et l'exposition à la fatigue qui en résulte (KELSCH [1]).

Le *surmenage*, tel que l'entend le public et qui veut dire excès de travail, doit donc être réservé pour s'appliquer à des circonstances exceptionnelles, ne survenant que *rarement* au cours du service en temps de paix, mais étant, malheureusement, l'état normal du temps de guerre : c'est le *surmenage de nécessité*.

[1] KELSCH. La tuberculose dans l'armée. Doin. 1903, p. 71.

CHAPITRE IV

INFLUENCES DES VICISSITUDES ATMOSPHÉRIQUES.
REFROIDISSEMENTS. — TRAUMATISME MÉDICAL.

L'exposition aux intempéries forme le troisième facteur, du groupe étiologique dont nous venons d'analyser
les deux premiers éléments, insuffisance de la sélection
et fatigue ou surmenage.

Après avoir énuméré devant l'Académie toutes les
mesures générales à prendre pour améliorer le casernement, l'aération, l'alimentation, en vue de lutter contre
la tuberculose, le médecin-inspecteur général, L. COLIN[1],
s'exprimait ainsi : « Mais à mon sens, le principal danger
à conjurer, ou au moins à atténuer, c'est celui de
*l'action néfaste des variations atmosphériques et des
intempéries* auxquelles les exposent les changements
de résidence et les incidents multiples de la vie militaire. Convoqués habituellement en novembre, les
recrues, dès leur entrée dans la vie militaire, subissent
leurs premiers exercices au moment où s'ouvre la
mauvaise saison, l'époque des refroidissements et des
rhumes. » C'est à cette séance que M. COLIN pria l'Académie de formuler un vœu spécial pour que soit avan-

[1] L. COLIN. Prophylaxie de la tuberculose. *Bull. de l'Acad. de
méd.*, 1898, vol. 39, p. 615.

cée la date de convocation des hommes de la classe. Vœu exaucé, depuis, par la fixation du mois d'octobre comme époque de l'arrivée du contingent sous les drapeaux.

Le médecin-major BRISSARD [1] a attiré avec juste raison l'attention sur cette cause fréquente de la tuberculose pulmonaire chez nos jeunes soldats. Bien que le recrutement à peu près régional apporte un tempérament naturel au changement de milieu cosmique imposé aux recrues, il n'en est pas moins vrai que le séjour à la caserne fait subir au soldat des transitions brusques de chaud ou de froid. Celles-ci, mentionnés sur presque tous les certificats d'origine de maladie, concernant la tuberculose pulmonaire, représentent réellement *ce traumatisme médical*, suivant l'heureuse expression de notre collègue, M. SIMONIN, dont nous examinerons plus loin la valeur au point de vue médico-légal. Les bronchites que suscite l'exposition prolongée au froid, pendant la période d'instruction, sont des coups de fouet pour les germes endormis de la tuberculose.

La pathologie et la clinique de nos anciens maîtres empruntaient aux refroidissements brusques une grande partie des conditions étiologiques présidant au développement des affections des voies respiratoires.

Les découvertes pastoriennes vinrent jeter le plus grand discrédit sur la valeur d'une pareille cause. *Les maladies a frigore* ne furent plus reçues par la science moderne. Et cependant les études bactériologiques, à mesure qu'elles pénétraient les mystères de la vie microbienne, ne venaient-elles pas nous montrer

----

[1] BRISSARD. De l'influence des milieux à température variables sur le développement de la tuberculose dans l'armée. *Revue d'hygiène*, 20 juillet 1905, p. 597.

quelle influence les variations de température exercent sur les agents infectieux, sur nos cellules et particulièrement sur celles qui sont chargées de notre lutte contre la maladie. L'expérience de LANNELONGUE est bien probante à ce sujet.

Deux lots de cobayes sont inoculés avec le bacille de KOCH, puis mis en observation le premier dans une cave, le second à la montagne, en plein air. Au bout de six mois, on constate que ce sont les cobayes de la cave qui ont mieux résisté au développement du germe tuberculeux, et M. LANNELONGUE trouve le secret de leur résistance dans la température constante dont ils ont joui dans leur cave. Les cobayes de la montagne ont été décimés par les intempéries et les variations de la température ambiante, malgré qu'ils furent abreuvés d'oxygène et de lumière.

Après un long détour, on semble revenir aujourd'hui à une plus saine appréciation des influences météoriques. Pour le praticien, le froid a conservé sa valeur d'antan ; il croit toujours qu'un rhume négligé, contracté par imprudence un jour d'hiver, ou après un refroidissement subi à la suite d'un échauffement exagéré du corps, constitue bel et bien une cause déterminante qui fait passer la tuberculose pulmonaire d'une période de latence plus ou moins ancienne à une période d'évolution active. DEBOVE accordait au rhume négligé une importance de premier ordre et conseillait à ses élèves atteints de bronchite de ne pas fréquenter l'hôpital.

Pendant les six premiers mois de l'année, c'est-à-dire pendant le temps où la jeune recrue fait son accoutumance, pendant cette période même où les déchets par tuberculose sont le plus nombreux dans l'armée, le maniement d'armes, l'école de peloton, de section, de compagnie, etc., dans la cour, au terrain de manœuvres, résument les occupations journalières des fantassins. Or, que sont ces différents exercices, sinon une alternative de phases de mouvements précipités, énergiquement scandés, qui secouent le corps tout entier, et de phases d'immobilité presque complète qu'en termes techniques on appelle « repos »? N'y a-t-il point là une fâcheuse succession de périodes « d'échauffement » et de refroidissements brusques, troublant le mécanisme de la régulation thermique. *A fortiori*, ces refroidissements seront-ils dangereux si la température atmosphérique est basse ou si le vent accélère l'évaporation cutanée (BRISSARD).

L'assistance journalière à ces exercices exécutés dans la cour de la caserne, pendant les mois les plus froids de l'année, suffit à faire comprendre la fréquence des refroidissements survenus dans ces conditions. Tant que l'homme est en mouvement, tout danger est écarté, mais chaque série d'exercices est coupée de temps de repos pendant lesquels l'homme fait cesser la tension de ses muscles et de son cerveau; il reste sur place et lorsque la cour, comme la plupart des casernes modernes, est exposée sur un plateau, et isolée de tout obstacle naturel ou de toute agglomération de maisons voisines, est balayée par des rafales de vent, le refroidissement peut se produire brusquement et d'une façon intense. M. BRISSARD a cité comme particulièrement dangereux à ce titre la cour de la caserne de Granville et le terrain de manœuvres y attenant, le tout construit sur le sommet d'un rocher dénudé qui s'allonge en presqu'île dans la mer. Il attribue à cette disposition le grand nombre de pleurésies et de bronchites qui forment la pathologie prépondérante de la garnison de

Granville. Le médecin-major COLLIGNON[1] signale les mêmes dangers à Cherbourg, où les terrains de manœuvre et certains postes et ouvrages extérieurs sont très éloignés de la ville sur un plateau balayé par les vents. Le poste qui s'y rend chaque jour part de la caserne à 10 heures du matin en hiver pour rentrer le lendemain vers 3 heures. Chaque homme a huit heures de faction et six heures de marche. Quand il pleut, les hommes arrivent trempés, les vêtements mouillés sont gardés sur le corps pendant trente heures, souvent par vent violent et peu après les fluxions de poitrine ou le début de la tuberculose. Beaucoup de casernes se trouvent dans le même cas. Refroidissements au cours ou après les exercices, aux haltes, au pansage dans la cavalerie, au cours des manœuvres ou des marches; l'exposition à la pluie prolongée, à la neige, est encore complétée par l'action des chasses d'air qui se produisent d'une façon exagérée dans les corridors et les chambrées, dans les lavabos, en général d'ailleurs désertés pour cette cause.

Telles sont les causes souvent invoquées à bon droit comme origine des affections des voies respiratoires qui préparent l'éclosion de la tuberculose pulmonaire lorsqu'elles n'en marquent pas le début. En hiver certains hommes subissent l'action du froid toute la journée. Le remède est dans l'adoption des préaux couverts et surtout dans la disposition d'un local chauffé par petite unité, compagnie, batterie, peloton, sur lequel on dirigerait tout l'approvisionnement de combustible accordé parcimonieusement par l'État; approvisionnement qui ainsi utilisé serait suffisant, les éléments n'étant plus

[1] *Statistique médicale de l'armée*, 1906, p. 147.

disséminés dans les chambrées où leur action est nulle parce que trop brève et trop limitée.

La preuve de l'action du froid a été recherchée dans la comparaison des chiffres de la statistique médicale de l'armée exprimant la morbidité tuberculeuse dans deux groupes militaires qui ayant même logement, même nourriture ne diffèrent que par l'exposition de l'un d'eux aux intempéries atmosphériques.

En 1902 M. BRISSARD a relevé les taux de morbidité suivants pour la bronchite :

Secrétaires d'Etat-major et de recrutement 12,8
Infanterie de ligne. 70,3

Les pertes totales pour pleurésie accusent une différence analogue :

Secrétaires d'Etat-major et de recrutement 4,6
Infanterie de ligne. 9,6

Les statistiques de 1888 à 1905 accusent de plus pour la *tuberculose pulmonaire* des différences semblables, entre ces deux groupes pour la morbidité et les radiations :

	MORBIDITÉ p. 1000	RADIATIONS p. 100k
Secrétaires d'Etat-major	4,7	3,9
Infanterie de ligne.	6,3	7,1

Or on sait que le corps des secrétaires d'État-major est souvent le refuge des faibles de constitution, ce qui devrait aggraver le chiffre de leur morbidité. De plus ils sont plus exposés à la contagion, si celle-ci peut être comptée toutefois comme une cause importante dans l'étiologie de la tuberculose pulmonaire, dans l'armée.

Les chiffres rapportés plus haut n'en sont que plus

éloquents pour plaider la cause de l'influence des variations brusques de température sur le développement de la tuberculose pulmonaire.

D'après Couteaud[1], le refroidissement est l'auxiliaire le plus puissant de la contagion de la tuberculose sur nos navires, qui sont des glacières en hiver, des étuves en été.

« Les interrogatoires multipliés, des enquêtes sérieuses m'ont convaincu, dit-il, qu'*à l'origine de presque toutes les tuberculoses contractées à bord, il y avait un ou plusieurs refroidissements* méconnus du médecin et négligés du malade. Ces conditions de refroidissement existent encore plus pour le marin que pour le soldat de l'armée de terre. Ce sont des canotiers retournant mouillés d'une corvée à la mer, des boulangers obligés de pétrir en plein courant d'air, des forgerons sur le pont, des factionnaires sous la pluie ou au vent sur les plates-formes de coupées trop étroites pour se dégourdir les jambes, les postes de veille de nuit à la mer, les fusiliers ou canonniers stationnant dans leurs soutes surchauffées dans les fonds et obligés de monter à l'appel sur le pont tout en sueur, enfin ceux qui dorment à l'aplomb des panneaux sans capot, près des sabords ouverts, des embrasures de canons, des portes laissées ouvertes.

M. Auffret[2] dans sa statistique de l'arsenal maritime de Brest fait de plus ressortir l'influence non plus du refroidissement mais du froid. Dans une courbe très suggestive comprenant les décès par mois de 1869

---

[1] Couteaud. Lutte contre la tuberculose à bord. *Arch. de méd. navale*, 1903, vol. 79, p. 215.

[2] Auffret. La tuberculose dans l'Arsenal maritime de Brest. *Arch. de méd. navale*, 1900, p. 400.

à 1898, on voit le maximum survenir en février, mars, avril et cette courbe commence son ascension en septembre, car pour les arsenaux on ne peut expliquer l'élévation du chiffre des décès par les premières fatigues du service. C'est bien de l'action du froid qu'il s'agit.

Le refroidissement apparaît d'après l'enquête allemande de 1890 comme la cause de beaucoup la plus importante puisque sur 1000 fiches, 413 portent cette mention dans l'étiologie de la tuberculose.

CHAPITRE V

INFLUENCE DE L'HABITATION ET DE LA RÉGION TERRITORIALE HABITÉE PAR LES SOLDATS. — INFLUENCE DE L'AIR CONFINÉ

Le rôle de l'habitation dans la genèse de la tuberculose pulmonaire n'est pas douteux ; admise jadis comme facteur propre de tuberculose, elle n'a pas cessé d'être incriminée comme cause provocatrice même de nos jours.

BROUARDEL[1] dans son rapport sur la mortalité tuberculeuse en France a fait ressortir combien pour Paris, le développement de la tuberculose était rivé aux conditions d'habitation, le taux de la mortalité tuberculeuse suivant exactement dans sa progression à travers les arrondissements de la capitale, le degré général d'insalubrité de l'habitation.

Les derniers travaux de JUILLERAT sur les dossiers sanitaires des maisons de la capitale font voir que la partie de la population qui paie le plus fort tribut à la mortalité tuberculeuse, est celle qui est logée dans des locaux trop restreints, s'ouvrant sur les rues étroites ne recevant que

---

[1] BROUARDEL. *Rec. du Comité consult. d'hygiène de France,* 1900, p. 31.

parcimonieusement l'air et le soleil. Il est hors de doute
que le séjour dans ces taudis vient aggraver la situation
sanitaire de gens qui d'autre part se nourrissant mal,
boivent trop d'alcool.

Sur les 80 000 maisons de Paris, 32 000 *classées
comme insalubres* abriteraient plus du tiers de la
population. Certains exemples particuliers sont des
plus suggestifs, tel ce groupe de 10 maisons, compor-
tant une population de 96 habitants qui ont fourni en
dix ans 212 décès tuberculeux, puis une de celles-ci
qui pour son propre compte a fourni un nombre de
décès par tuberculose moitié du chiffre des habitants,
30 p. 60.

M. A.-J. MARTIN d'autre part a fait voir que le taux de
mortalité tuberculeuse était en raison inverse de l'étendue des surfaces des cours et des jardins ; en un mot,
que cette mortalité était proportionnelle au degré d'encombrement de l'habitation, et à la privation d'air et
et de lumière. C'est par ce dernier défaut qu'on doit
interpréter l'insalubrité relative des rez-de-chaussée et
des étages inférieurs, relevés par M. JUILLERAT. Cette constatation d'ailleurs se retrouve dans tous nos vieux traités
de pathologie et de clinique. Donnez-moi » une grande
ville, disait PETER, avec son hygiène dépravée, et je vous
rendrai une population de tuberculeux. Tel refuserait
avec horreur de boire l'eau d'un égout collecteur, qui
respire sans sourciller l'air d'une salle de concert ou de
théâtre véritable égout aérien. »

L'habitation militaire actuelle peut-elle être assimil-
tée à ces maisons de tuberculose et peut-on dire qu'en
dehors de toute autre considération touchant à la vie
du soldat, fatigue, alimentation défectueuse, refroidissements, etc... cette habitation joue un rôle effectif dans

la genèse de la tuberculose. Les enquêtes faites à ce sujet ont donné des résultats contradictoires.

M. le médecin-major GEORGES[1] a comparé à cet égard entre elles quatre casernes d'une même ville deux vieilles et deux modernes abritant deux régiments de cavalerie et deux régiments d'infanterie. Chacun de ces deux groupes avait une de ses unités régimentaires dans une caserne vieille et l'autre dans une caserne moderne. L'alimentation, les exercices, tous les détails de la vie militaire étaient identiques chez les sujets de comparaison. Elles ne paraissaient différer que par la situation et l'état de leur casernement.

Les vieilles casernes étaient l'une un ancien séminaire et l'autre un ancien couvent, tous deux situés au milieu d'une agglomération urbaine offrant une mortalité tuberculeuse beaucoup plus élevée que celui de l'ensemble de la France, tant en ce qui concerne la totalité des âges que les habitants de vingt à trente-neuf ans.

	FRANCE	VILLE DE X...
Tous âges réunis. . . .	3,30 p. 1000	4,71 p. 1000
De 20 à 39 ans	4,57 —	6,69 —

Les casernes modernes étaient situées en dehors du centre de la ville, éloignées de l'agglomération civile.

Les chambres des premières avaient un cubage inférieur à celles des secondes, mais comme elles contenaient relativement moins d'habitants la surface et le cube attribués à chacun d'eux étaient sensiblement les mêmes.

Les résultats sanitaires pour un espace de cinq an-

---

[1] L. GEORGES. Tuberculose et casernement, *Annales d'hyg. publique et de méd. légale*, août 1903.

nées, 1895 à 1899 furent les suivants pour la tuberculose.

CORPS	CASERNES VIEILLES			CASERNES NEUVES		
	Morbidité p. 1000.	Mortalité p. 1000.	Réformés et retraités p. 1000.	Morbidité p. 1000.	Mortalité p. 1000.	Réformés p. 1000.
Régiments de cavalerie.	13	3	8	11	1	7
— d'infanterie .	25,5	7	15	18	4	12

Resterait à déterminer, dit M. GEORGES, dans les pertes subies, le degré respectif d'influence qu'il convient d'attribuer d'une part au casernement considéré d'une façon intrinsèque et d'autre part à la situation de ce casernement au milieu d'une agglomération payant un lourd tribut à la tuberculose. Notre collègue admet que ces deux conditions ont chacune leur part réelle d'influence.

Dans une enquête entreprise avec mon collègue et ami M. le médecin-major SIMONIN[1], et comprenant l'étude de la morbidité militaire dans 134 casernes, nous avons relevé aussi l'influence des vieilles casernes sur le développement de la tuberculose. Les chiffres suivants le montrent d'une façon évidente.

MORBIDITÉ
PAR TUBERCULOSE
p. 1000·

Casemates et baraquements. 4,3
Vieux couvents et casernes Vauban. 3,7
Casernes du type linéaire et 1874-75. 3,4
Casernes du type Tollet et 1889 2,6

---

[1] G.-H. LEMOINE et J. SIMONIN. Morbidité militaire et casernements. *Revue d'hygiène,* juin 1906.

La morbidité la plus forte et la plus faible plaident en faveur du rôle de la lumière. Le principal défaut des casemates et des baraques réside très certainement dans le défaut de lumière ; les casemates enfouies sous les talus des forts ne possèdent qu'une ouverture sur la cour intérieure, les baraques n'ont qu'un nombre très limité de fenêtres situées en général très haut et faisant obstacle à l'entrée de la lumière, tandis que celle-ci est largement dispensée dans les casernements modernes. On comprend dès lors la morbidité de 4,3 des premières et de 2,6 des secondes.

Mais comme nous l'avons remarqué, en dehors de ces dispositions de construction, il y a lieu de tenir compte de ce fait que la plupart des vieilles casernes sont situées au milieu de l'agglomération urbaine, et de plus dans des grandes villes. Ainsi, des 49 casernes appropriées ou édifiées avant le xixe siècle, plus de la moitié, soit 29 d'entre elles, sont situées dans les villes de 20 à 500 000 âmes tandis que sur 23 casernes des types Tollet et 1889, 6 seulement se trouvent dans des centres importants, alors que 17 sont construites dans les villes de 5 à 20 000 habitants.

Ces conditions de milieu viennent donc aggraver encore l'influence néfaste des vieux casernements sur le développement de la tuberculose, et expliquent la salubrité relative des types modernes, laissant entrevoir ainsi, qu'à côté du rôle du casernement, l'état de santé des habitants de la région occupée par la troupe et la densité des populations urbaines au milieu desquelles vit le soldat, contribuent peut-être pour une large part à l'élévation du taux de la morbidité.

C'est ainsi que pourraient s'expliquer les résultats contradictoires de l'enquête poursuivie par M. le médecin-inspecteur Benech[1] dans le 20e corps faisant voir que pour une période de cinq ans, 1898 à 1902, les troupes habitant les casernements vieux offraient une morbidité tuberculeuse de 8,6 p. 1000 moins considésable que celle observée dans les casernes neuves 13,8 p. 1000.

La morbidité dans les baraquements[2] (13,4 p. 1000 et dans les forts) 11,1 p. 1000 identique à celle des casernes neuves semble devoir faire attribuer ce taux élevé aux causes énoncées par le directeur du 12e Corps.

Nous voyons en effet également relaté dans la statistique[3] de 1904, le résultat d'une enquête analogue poursuivie dans le 12e Corps en 1903. Comme dans le 20e Corps les casernements vieux ont donné pour la période 1900-1904 un taux de pertes par tuberculose moins élevé que pour les casernements neufs soit :

10,4 p. 1000 dans les vieilles casernes ;

14,5 p. 1000 dans les casernes neuves.

Le directeur du Service de santé du Corps d'armée attribue cette augmentation de morbidité dans les casernes neuves à ce que celles-ci sont mal abritées contre les intempéries et surtout sont surpeuplées.

Nous avons relevé avec M. Simonin la morbidité tuberculeuse de nos 134 casernes en les répartissant par région et nous avons pu établir des chiffres qui montrent bien l'influence du pays habité.

	MORBIDITÉ TUBERCULEUSE p. 1000
Casernes du Centre et du Nord-Ouest de la France.	5,06
— Nord-Est.	3,4
—. Midi.	2,2

[1] Benech. Renseignement intéressant le Service de santé, n° 33, août 1905.

[2] *Statistique médicale de l'armée*, 1902, p. 163.

[3] *Statistique médicale de l'armée*, 1904, p. 136.

Ce rapprochement démontre que la morbidité tuberculeuse serait plus en rapport avec la région où s'élève la caserne et l'état de santé de la population civile, qu'avec le mode de construction de l'habitation,

L'observation permet de conclure, dit Scherning[1] avec la plus grande certitude, que très souvent la tuberculose est constatée non dans l'intérieur des bâtiments militaires, pendant l'accomplissement du service, mais en dehors d'eux, dans les rapports avec la population. Nos recherches confirment d'ailleurs le fait qui se dégage de la comparaison de la morbidité et des pertes par tuberculose, par corps d'armée ; les chiffres rapportés au chapitre de l'histoire statistique de la tuberculose met en évidence le triste privilège de notre région nord-ouest constituée par la Normandie et la Bretagne et une partie du Perche. M. Coustan d'autre part a fait voir que les garnisons se trouvant dans des localités ayant une grande altitude, offraient moins de tuberculeux que d'autres dont l'altitude se rapproche plus du niveau de la mer. Il a dressé à ce sujet le tableau suivant :

RÉGIMENTS	VILLES DE GARNISON	TUBERCULEUX PAR AN	ALTITUDE DES GARNISONS
81e d'infanterie.	Rodez.	4,2 p. 1000	633 mètres.
17e —	{ Béziers. / Montlouis.	5,4 —	775 moyen.
15e —	Carcassonne.	5,6 —	147 —
142e —	{ Mende. / Lodève.	7,2 —	467 —
143e —	{ Albi. / Narbonne.	7,5 —	169 —
100e —	Narbonne.	8,8 —	15 —
12e —	Perpignan.	11,7 —	8 —
122e —	{ Montpellier. / Cette, Aniane.	17.7 —	6 —

[1] Scherning. *Die Tuberkulose in den Arme.* Congrès de Berlin pour la lutte contre la tuberculose, 24 mai 1899.

Un autre fait vient corroborer cette influence de la région d'habitation. La morbidité tuberculeuse en effet est en rapport direct avec la densité de la population urbaine.

VILLES DE :	MORTALITÉ POUR 1 000 HOMMES D'EFFECTIF tuberculose militaire[1]
0 à 5 000 habitants	2,9
5 à 10 000 —	3,3
10 à 15 000 —	2,4
15 à 20 000 —	3,9
50 à 100 000 —	4,9
100 000 et au-dessus	5,7

M. le médecin-inspecteur ANTONY avait relevé une proportion analogue en 1897 :

	MORBIDITÉ TUBERCULEUSE p. 1000	MORBIDITÉ GLOBALE p. 1000
Petites garnisons	4,96	5,65
Garnisons dans les villes moyennes	5,67	6,22
Garnisons dans les grandes villes	7,22	7,18

De ces faits nous devons rapprocher le peu d'influence que nous avons constaté relativement aux différents défauts du casernement en lui-même. La densité de la population casernée ne semble pas avoir de répercussion sur la morbidité tuberculeuse pas plus que la contenance des chambres. La chose n'est pas pour nous surprendre dans un milieu qui ne contient point de tuberculose contagieuse. Il en serait tout autrement dans un hôpital contenant une population de tuberculeux ouverts.

La pleurésie, malgré sa nature infectieuse, subit plus étroitement l'influence du casernement en se montrant

[1] G.-H. LEMOINE et J. SIMONIN. Les rapports de la morbidité militaire avec l'habitation du soldat, *Revue d'hygiène*, 1906.

plus fréquente dans les casernes modernes et dans les casemates et baraquements, influence attribuable à l'exposition plus intime de ces casernes aux agents météoriques.

Mais en dehors et à côté de ces modes de construction de nos casernements il faut envisager les *espaces clos habités*. Quel que soit le cubage des chambrées et quelle que soit la surface occupée par l'homme, il existe dans nos casernes modernes ou anciennes deux vices qu'il faut absolument corriger, parce que à eux seuls ils créent les plus graves dangers qu'on puisse reprocher aux locaux collectifs : c'est le *méphitisme de l'air intérieur* et le *rapprochement des lits*. Que la chambrée soit petite ou grande, qu'elle contienne un nombre d'hommes restreint ou considérable, l'air y est toujours empesté. Des expériences en cours me permettent de penser que sous l'influence de la vie dans un air confiné, il se produit certaines infections sanguines. Les animaux soumis pendant des séances répétées à la vie dans un air confiné présentent des espèces microbiennes dans le sang et meurent plus rapidement lorsqu'ils sont ensuite inoculés avec un microbe d'une virulence donnée. Le soldat passe en somme un tiers de son existence dans cet air toxi-infectieux, et tout porte à penser que la respiration prolongée et répétée dans un pareil milieu exerce une influence néfaste sur les résistances organiques.

Ce méphitisme de l'air est regardé par Simpson comme un des facteurs les plus importants de l'origine de la tuberculose pulmonaire dans l'armée. Pour lui,

---

* Lieutenant-colonel R.-J.-S. Simpson. C. M. G. Professeur de médecine tropicale à l'École de médecine militaire. *Caducée*, 1908, p. 273.

l'amélioration, les méthodes d'entraînement et de l'alimentation, les perfectionnements apportés à l'équipement et aux vêtements, les soins apportés à limiter la fatigue, l'adoption de crachoirs, toutes ces mesures n'ont qu'une valeur relativement faible, *elles ne sont pas capables d'amener un changement notable dans la fréquence de la tuberculose. Il n'en est pas de même de l'augmentation de l'air respirable,* non seulement par l'agrandissement des locaux, mais encore et surtout par la ventilation. C'est aux mesures prises en Angleterre (1860) pour assurer le renouvellement de l'air intérieur des chambrées, que SIMPSON attribue la diminution marquée de la tuberculose dans l'armée anglaise.

M. le médecin en chef de la marine COUTEAUD [1], rappelant ce fait, insiste avec énergie pour que, sur les navires de guerre, on fasse sortir fréquemment sur le pont les sédentaires du bord, tailleurs, fourriers, voiliers, et que, dans les navigations en pays chaud, les commandants laissent dormir le plus possible leurs équipages sur le pont. Il recommande la ventilation du navire comme moyen prophylactique de la tuberculose.

Ce sont les marins attachés, de par leurs spécialités, au service sous le pont cuirassé, qui sont le plus exposés à la vie en air confiné. Tels sont les mécaniciens, chauffeurs, torpilleurs, soutiers, caliers.

Cette infection aérienne a sa cause principale dans la méconnaissance des soins de propreté favorisée par l'installation parcimonieuse et défectueuse des lavabos.

Elle est produite aussi par toutes les opérations de

---

[1] COUTEAUD. Lutte contre la tuberculose à bord. *Arch. de méd. navale*, 1903, vol. 79, p. 136.

nettoyage auquel procède le soldat, dans la chambre, sur son lit, pendant lesquelles les souillures des vêtements sont abondamment déversées sur les lits et le sol, jusqu'au moment où elles sont reprises avec le balai, et les manipulations de literie pour être de nouveau distribuées au vêtement et au linge de corps.

La prophylaxie du méphitisme de nos chambres, etc., réside moins dans l'application rigoureuse du lavage des planchers, que dans une large distribution d'eau dans les lavabos et les lavoirs, avec obligation de s'en servir, et dans l'aménagement de salles de nettoyage.

Quant au rapprochement des lits, il est inutile d'insister sur leur danger. Moyen de propagation de toutes les maladies contagieuses, il entre pour une grande part dans l'extension de ces affections des voies respiratoires banales, qui préparent l'infection spécifique par le bacille de Koch. Entrez une nuit d'hiver dans une chambrée et vous pourrez calculer le danger de ces contacts, d'après le nombre de quintes de toux que vous entendez. Le desserrement des lits est un des points qui dans ces derniers temps a le plus attiré l'attention de la commission supérieure d'hygiène et du ministre de la Guerre. Mais que peut-on faire si l'espace manque? Une meilleure répartition des ressources du casernement semblerait de nature à rendre la surface habitable plus large. *Il y aurait moins de danger à resserrer les hommes au réfectoire, ou à faire de la chambrée le réfectoire même, que de laisser les lits aussi rapprochés qu'ils le sont pendant la nuit.* Les repas prennent une heure, le repos et le sommeil en prennent huit.

Ainsi donc l'amélioration capitale du casernement paraît résider dans l'espacement des lits, dans la lutte contre le méphitisme de l'air des chambrées, par une large distribution d'eau permettant les soins de propreté de l'homme et le lavage de son linge et de ses vêtements et par une ventilation insensible plus continue qu'énergique n'apportant aucune gêne à l'habitant. Le procédé est encore à trouver. Peut-être y aurait-il lieu de chercher à utiliser les mêmes moyens mis en usage dans nombre d'appartements où les fenêtres sont tout simplement laissées ouvertes dans une pièce contiguë de la chambre à coucher. Une judicieuse disposition des lavabos à proximité des chambrées permettrait peut-être d'adopter ce dispositif. On peut du reste essayer, tous les autres procédés d'aération étant mal tolérés par les hommes qui souffrent plus des refroidissements qu'ils ne bénéficient de l'air pur introduit en douches glacées dans les chambres.

D'autre part, le traitement des planchers conserve son importance, mais il passe au second plan. Ce qui veut dire qu'en matière d'hygiène, les progrès étant en rapport avec les ressources financières, et celles-ci étant restreintes, il aurait mieux valu commencer par améliorer lavabos et lavoirs, et assurer une bonne aération, que de coaltariser les planchers pour engager la lutte contre le méphitisme de l'air des chambrées.

CHAPITRE VI

INFLUENCE DES MALADIES INFECTIEUSES ET DU TRAUMATISME

L'influence favorisante des maladies infectieuses sur le développement de la tuberculose est devenue classique. Certaines d'entre elles, comme la rougeole, semblent prédisposer d'une façon particulière l'organisme au développement du bacille de Koch.

Cette notion nous est venue surtout des médecins d'enfants qui verraient souvent la tuberculose se greffer sur un poumon congestionné au cours d'une rougeole. LANDOUZY, d'autre part, a montré que la proportion des tuberculeux était plus forte parmi les anciens variolés.

MM. les médecins-majors, ARNAUD et LAFEUILLE [1], ont établi, par des statistiques fort suggestives, qu'il en était de même chez l'adulte de vingt à vingt-deux ans, et que le développement de la tuberculose dans l'armée relevait en grande partie de la fréquence dans ce milieu des maladies infectieuses et en particulier des fièvres éruptives.

De l'examen des chiffres qui, dans la statistique officielle, expriment le mouvement des maladies infectieuses, ressort ce fait qu'il existe un certain nombre de maladies infectieuses dont l'évolution offre des relations

---

[1] ARNAUD et LAFEUILLE. Statistique, étiologie et prophylaxie de la tuberculose dans l'armée, Paris. 1900, p. 43, et *Arch. de Méd. milit.*, vol. 35, 1900. p. 173. 175, 188, 189.

étroites avec celles de la tuberculose; ce sont: la grippe, la rougeole, les oreillons, la scarlatine et l'érysipèle.

Le nombre d'atteintes de ces maladies infectieuses est considérable; la grippe surtout a pu produire jusqu'à 4000 entrées par mois aux hôpitaux? La rougeole, la scarlatine, les oreillons atteignent souvent une moyenne de 900 cas pendant les mois de janvier, février et mars? Une telle diffusion explique pourquoi la courbe de la tuberculose est soumise, en quelque sorte, à celle des maladies infectieuses. D'autres affections, telles que la fièvre typhoïde, les diarrhées estivales, ne paraissent pas avoir de rapports bien définis avec la tuberculose; il en est de même également pour le rhumatisme articulaire aigu.

L'influence exercée par l'ensemble de ces diverses maladies, grippe, rougeole, scarlatine, érysipèle, semble ressortir de l'examen des chiffres suivants:

Jeunes soldats.

	TUBERCULOSES	PLEURÉSIES	MALADIES INFECTIEUSES
1889	930	1.253	6.300 cas.
1890	1.069	1.350	8.500 —
1891	1.340	1.884	11.400 —
1892	1.280	1.436	6.100 —
1893	1.385	1.477	9.400 —
1894	1.780	1.931	10.400 —
1895	2.104	2.111	14.000 —
1896	1.834	1.933	9.500 —

Anciens soldats.

	TUBERCULOSES	PLEURÉSIES	MALADIES INFECTIEUSES
1889	1.550	1.446	6.500 cas.
1890	1.530	1.590	9.300 —
1891	1.550	1.526	8.400 —
1892	1.570	1.482	5.500 —
1893	1.580	1.440	6.900 —
1894	1.420	1.411	5.500 —
1895	1.550	1.345	6.800 —
1896	1.658	1.392	5.400 —

En additionnant le total des cas produits par ces diverses affections dans le cours d'un même mois, pendant la période 1889-1896, on obtient un tracé qui est comparable à celui obtenu, dans le même temps, pour la tuberculose. On constate ainsi que la tuberculose suit une progression sensiblement parallèle à celle des maladies infectieuses et que leurs variations sont également proportionnelles.

Les maladies infectieuses subissent une augmentation légère en novembre ; mais leur nombre est encore trop faible (3 à 400 en moyenne), pour qu'elles puissent exercer une action générale sur les tuberculoses, qui se produisent pendant ce mois. Cette progression se continue, devient plus marquée en décembre et atteint son acmé en janvier. Cette élévation rapide coïncide donc avec un accroissement brusque de chiffre de tuberculose.

D'après ce que nous savons de l'influence de ces affections, la grande majorité des tuberculoses, observées en janvier et février, se manifestent directement et doivent être regardées comme l'épanouissement des lésions restées jusque-là insoupçonnées.

Leur action persistante et continue en février, mars avril et mai, ne cesse de favoriser, pendant cette longue période, l'action de foyers latents de tuberculose.

De leur travail, MM. Arnaud et Lafeuille tirent les conclusions suivantes :

« L'augmentation observée en janvier, février, mars, est uniquement due à l'action des maladies infectieuses.

« Celles-ci agissent en aggravant des tuberculoses déjà préexistantes, mais qui, par leur allure torpide, étaient restées inconnues : c'est la période où se manifestent les tuberculoses latentes sous l'action, directe et immédiate, des maladies infectieuses.

« Les tuberculoses d'avril, mai, juin, les pleurésies qui s'observent surtout à cette époque, ont des causes étiologiques plus complexes. Celles-ci sont en premier lieu les atteintes des maladies infectieuses, subies pendant les mois de janvier, février, mars, qui exercent à ce moment leur action à distance. »

Il n'est pas douteux que l'examen des courbes de MM. ARNAUD et LAFEUILLE établies sur les chiffres officiels de la statistique de l'armée démontre que le règne des maladies infectieuses présente des *évolutions* multiannuelle et mensuelle absolument *parallèles* à celle de la tuberculose.

Il n'est pas douteux que ce groupe morbide règne à la caserne en même temps. Mais est-il aussi certain que les différents éléments qui le composent agissent les uns sur les autres, et qu'en particulier les maladies infectieuses aident au développement de la tuberculose? *Il faudrait pour cela, que ce fussent les mêmes sujets qui, atteints d'abord d'une maladie infectieuse devinssent presqu'en même temps ou peu après tuberculeux.*

Or la statistique ne peut nous donner cet élément important d'appréciation. Seule l'observation d'un certain nombre de faits cliniques nous renseignera à ce sujet. Pour chercher à éclaircir ce point, j'ai relevé nominativement pendant une période de quatre années tous les cas de rougeole, scarlatine, oreillons, diphtérie, érysipèle et grippe qui avaient passé dans mon service. Enfin j'ai établi d'autre part la liste de tous les malades entrés, sortis ou réformés pour bronchite suspecte, bronchite chronique, imminence de tuberculose, et tuberculose pulmonaire pendant le même laps de temps et au cours des deux années qui ont suivi. Les résultats de mon enquête qui a porté sur 2141 malades se répartissent de la façon suivante:

Sur 647 rougeoleux	9	devenus ultérieur^t tuberculeux.
514 scarlatineux	3	— — —
401 oreillons	7	— — —
147 érysipèles de la face	3	— — —
212 angines diphtériques	6	— — —
220 grippes	5	— — —
	33	— — —

L'éclosion de la tuberculose chez mes malades est survenue 13 fois de deux à six mois après la maladie, 4 fois de six mois à un an et 16 fois au delà d'un an. Dans ce dernier groupe 1 cas a évolué vingt mois et un autre quinze mois après l'affection.

Ainsi ces malades qui apportent aux maladies infectieuses figurant sur la statistique le plus fort contingent, *ne deviennent tuberculeux que dans une proportion infime*. On peut donc dire que l'influence des maladies infectieuses sur le développement de la tuberculose dans l'armée ne s'exerce que dans des proportions fort restreintes. Il y a parallélisme des atteintes, mais la relation de cause à effet n'est pas suffisamment établie pour lui accorder une grande valeur étiologique.

En terminant ce chapitre, nous devons faire mention du traumatisme, et surtout de la gêne apportée à la respiration par le poids de l'équipement. M. le médecin-major Barthèlemy a attribué aux courroies du sac et à la mauvaise répartition de la charge du soldat une certaine influence sur le développement de la tuberculose. En l'absence de preuve directe, on ne peut qu'émettre des présomptions à ce sujet, légitimées d'ailleurs par des données de physiologie générale.

Les contusions du thorax ont été relevées dans l'étiologie de la tuberculose pulmonaire pour l'armée allemande dans une proportion de 16,7 pour 1000 cas.

CHAPITRE VII

ROLE DE LA CONTAGION. — INFLUENCE DE L'INHALATION DES POUSSIÈRES. — INFLUENCES SPÉCIFIQUES OU BANALES DE L'ALIMENTATION.

La contagion a été inscrite en tête des conditions étiologiques qui président au développement de la tuberculose dans l'armée. Nous n'hésitons pas au contraire à lui donner la dernière place, pour les raisons que nous développerons tout à l'heure.

La notion de la contagion de la tuberculose remonte à une époque bien antérieure aux découvertes modernes.

On la retrouve chez les auteurs de l'antiquité, ARISTOTE et GALIEN. Aux XIIe, XVIIe, XVIIIe siècles, FRACASTOR, RIVIÈRE, MORTON, VALSALVA, VAN SWIETEN, acceptaient déjà la contagiosité de la phtisie, incriminant la literie, les vêtements, la cohabitation comme causes de la transmission de la maladie. MORGAGNI avoue qu'il hésitait à faire l'autopsie des phtisiques, tant il redoutait l'inoculation. La croyance de la contagiosité était telle en Italie que les malades étaient considérés comme des pestiférés, et relégués dans les combles des hôpitaux. En 1750 à Nancy, on brûlait sur la place publique la literie et les hardes d'un phtisique. RAULIN, dans son traité de la phtisie, dit que le linge, les draps, les couverts des tuberculeux étaient marqués d'un signe distinctif pour éviter qu'ils ne servent à d'autres personnes.

Par contre, certains maîtres de la médecine opposaient le scepticisme le plus absolu à la croyance populaire. LAENNEC, REQUIN, PIDOUX, PETER niaient la contagiosité. Celle-ci ne prit corps parmi les savants que le jour où le médecin-inspecteur VILLEMIN, alors professeur à l'École du Val-de-Grâce, démontra l'inoculabilité du tubercule. La découverte de KOCH vint nous mettre en rapport plus étroit avec l'élément virulent, et son réceptacle le plus fréquent, le crachat du phtisique.

On peut dire qu'aujourd'hui, toute l'étiologie de la tuberculose pulmonaire est renfermée dans l'existence et la propagation du bacille tuberculeux, et toute la lutte prophylactique consiste à l'exterminer. Les causes de la phtisie incriminées par les anciens observateurs sont relégués au second plan.

Pour prouver son rôle, on a eu recours à l'expérimentation, et c'est ainsi qu'on a pu établir le danger que sa présence confère aux aliments et aux poussières.

L'animal réactif choisi le plus souvent, le cobaye, est extrêmement sensible à l'inoculation des produits tuberculeux, et on a conclu, des résultats positifs obtenus chez cet animal, au danger pour l'homme des aliments et des poussières incriminées, alors qu'expérimentalement, les bactériologistes eux-mêmes relevaient des réceptivités différentes parmi les espèces animales, très éloignées comme organisation de celles de l'homme. « De ce qu'on inocule avec un succès à peu près constant, dit KELSCH, une parcelle d'expectoration bacillaire sous la peau ou dans le péritoine d'un animal tuberculisable, on n'est pas fondé à conclure que la contagion,

9.

réduite à ses procédés naturels, opère avec sûreté dans la propagation de la phtisie au milieu de l'espèce humaine. » Il ne faut pas oublier en effet que la clinique, cette expérimentation sur l'homme, que le médecin pratique tous les jours, n'a donné à ce point de vue que des résultats partiels.

L'histoire très probante du garçon de TAPPEINER qui robuste, bien constitué, sans antécédents héréditaires ou personnels, se contamina en restant dans la pièce où les animaux en expérience étaient soumis aux pulvérisations de poussières imprégnées de bacilles de Koch prouve évidemment que la tuberculose est contagieuse. Il en est de même de l'observation de MARFAN qui relate la production en quatre ans (1885-1889) de 13 cas de tuberculose pulmonaire sur un total de 22 employés, dans le bureau *étroit et sombre*, d'une grande maison industrielle de Paris, à la suite du séjour d'un commis atteint de tuberculose ouverte. D'autre part, il est très probable que la tuberculose contractée dans le jeune âge, par des enfants qui proviennent de parents tuberculeux, ressort autant du contact direct et prolongé avec le parent malade que de l'hérédité. Mais dans toutes ces circonstances, il existe des conditions bien spéciales que nous ne voyons pas dans le plus grand nombre des enquêtes auxquelles le médecin se livre tous les jours, et qui, en tous cas, *ne se retrouvent dans le milieu militaire, qu'exceptionnellement*.

Il y a lieu, en effet, d'établir de suite une distinction bien nette entre l'armée composée de jeunes gens faisant le temps légal de service, et les groupes militaires et marins constitués par des soldats de carrière. Les conditions qui favorisent la contagion n'existent guère pour les premiers; pour les autres, au contraire, M. A.

LAVERAN [1] a pu dire avec raison que ce qui se passait dans certains corps d'élite composés d'hommes choisis avec le plus grand soin, montrait bien l'importance de la contagion tuberculeuse. Ici les hommes, qui ont grand intérêt à éluder la réforme, dissimulent leur mal aussi longtemps qu'ils le peuvent, et nous constatons encore journellement l'entrée à l'hôpital pour la première fois de gardes crachant des bacilles.

Le Dr FRIOCOURT [2] a signalé l'état lamentable des arsenaux et des dépôts des équipages de la flotte où les tuberculeux attendent la réunion de la commission de réforme. Pendant ce temps inscrits maritimes ou réservistes partagent la vie commune, couchent et mangent avec le personnel sain.

Mais ceci est spécial aux corps de la garde, de la gendarmerie, de la marine et à certains sous-officiers rengagés. On aurait donc tort de généraliser et de faire de la contagion le *primum movens* de la tuberculose dans l'armée, car la graine n'y est pas répandue surtout depuis une quinzaine d'années. *La présence d'un tuberculeux ouvert à la caserne est actuellement un accident excessivement rare.*

En face des faits d'observation de contagion chez l'homme, on peut placer les recherches de STRAUS trouvant le bacille de Koch dans le mucus nasal d'étudiants et d'infirmiers ne présentant d'autre part aucun symptôme de tuberculose pulmonaire.

La cause du développement de la tuberculose pulmonaire ne tient donc pas tout entière dans la présence

[1] A. LAVERAN. Prophylaxie de la tuberculose, *Bulletin de l'Académie de médecine*, 1898, vol. 39, p. 605.

[2] FRIOCOURT. La tuberculose dans la marine au port de Brest, *Arch. de médecine navale*, 1904, p. 419.

du bacille de Koch autour de nous ou dans notre organisme ; non seulement l'intensité de la virulence et la quantité des éléments microbiens interviennent, mais encore il faut une prédisposition spéciale conditionnée par la qualité du terrain et par les circonstances diverses et multiples qui font varier sa réceptivité.

Dans l'armée, on a pensé que la contagion s'exerçait surtout par les poussières des chambrées, et par le contact avec des tuberculeux conservés à la caserne ; aujourd'hui, après les premiers scandales de l'Est et les expériences de CALMETTES, on ajouterait l'alimentation par de la viande provenant d'animaux tuberculeux. Nous allons examiner chacune de ces trois données étiologiques.

CORNET [1] est un des premiers expérimentateurs qui parvint à rendre des cobayes tuberculeux, en leur insufflant avec un soufflet des crachats pulvérisés dans la bouche, ou en les mêlant à des poussières, que le brossage dégageait d'un tapis imprégné de crachats tuberculeux : cette dernière expérience fut exécutée dans une chambre de 76 mètres cubes pour se rapprocher le plus possible des conditions de la pratique.

PETERSSON et KOEHLISCH [2] ont reproduit ces expériences avec succès, mais en plaçant des cobayes dans une caisse de 3 mètres cubes et en utilisant des crachats desséchés à l'étuve, à la température de 35° à 40°, réduits en poussières et soumis à des actions mécaniques intensives et répétées de manière à soulever incessamment des nuages de poussière dans toute l'étendue de la caisse pendant

---

[1] CORNET. *Berl. med. Gesellschaft*, mars 1898, *in Berl. Klin. Woch.*, 1899, n° 11.

[2] KŒLISCH. *Zeitsch. f. Hyg. u. Infection Krankh.*, vol. 60.

deux heures. Comme le fait remarquer Küss, qui vient de reprendre toute la question, ces expériences ne font que confirmer la possibilité de tuberculiser les *animaux* par inhalation de poussières sèches, mais elles ne nous apprennent rien sur la puissance de dissémination des poussières de balayage. Aussi M. Küss, se plaçant au point de vue pratique, a-t-il entrepris des recherches pour étudier le mode de dissémination de ces poussières, lorsque des crachats de phtisiques, lentement desséchés à l'obscurité dans les conditions mêmes de la dessiccation spontanée, sont soumis pendant *peu de temps* au balayage. Encore ici M. Küss a-t-il répandu, sur les objets destinées à être balayés, des quantités de crachats tuberculeux certainement supérieures à celles qu'on peut observer dans la pratique (250 centimètres cubes sur une planche en sapin de 100×31 centimètres, 125 centimètres cubes sur un tapis de 153×63 centimètres, 20 centimètres cubes sur un second tapis de 110×50 centimètres et 50 centimètres cubes sur un mouchoir).

2 cobayes exposés au déploiement du mouchoir après 25 jours de dessiccation à l'obscurité n'ont pas été contaminés ; 6 cobayes exposés au balayage de la planche (dessiccation de 17 jours) sont restés indemnes de tuberculose. Sur 9 cobayes exposés au balayage et au battage du premier tapis (contaminé depuis 13 jours), 4 exposés aux poussières à une petite distance ont contracté la tuberculose, 5 placés à d'assez grandes distances sont restés indemnes. De 6 cobayes

---

[1] Küss. Mobilité et dissémination des poussières infectantes dues au balayage des crachats tuberculeux desséchés. Durée de virulence de ces crachats. Congrès de Washington, 1908 et *Bull. méd.*, août et novembre 1908.

exposés au balayage et au battage du second tapis, 2 seulement devinrent tuberculeux.

Enfin, sur 9 cobayes exposés au balayage et au battage des deux tapis, 6 devinrent tuberculeux et 3 restèrent indemnes. Ces derniers étaient les plus éloignés des objets.

Ces faits expérimentaux offrent le plus grand intérêt, car ils nous démontrent que, même dans des conditions où l'élément infectieux est abondamment réparti sur des objets, des êtres très prédisposés, ne contractent que rarement la tuberculose par inhalation de poussières, de crachats desséchés, parce que, en pratique, les poussières virulentes ne sont absorbées qu'en petite quantité, et qu'elles ne se disséminent dans l'atmosphère ambiante qu'à des distances peu considérables et pendant peu de temps.

La faible distance, parcourue par les poussières desséchées, avait déjà été relevée par FLÜGGE [1], STICHER et BENINDE [2].

M. Küss a poussé plus loin ses recherches, dans le but de connaître la durée de virulence de ces poussières et il a fait voir qu'au bout de six jours d'exposition à la lumière diffuse celles-ci avaient perdu leur virulence.

Déjà, M. JOUSSET [3] avait noté cette diminution de virulence des crachats tuberculeux soumis à l'action soit de

---

[1] FLÜGGE. *Zeitsch. f. Hyg. und Infections Krankheit.*, 1899, vol. 30, p. 113.

[2] STICHER et BENINDE. *Zeitschr. f. Hyg. u. Infections Krankheit.*, 1899, vol. 30, p. 164 et 193.

[3] JOUSSET. Action de la lumière solaire et de la lumière diffuse sur le bacille de Koch contenu dans les crachats tuberculeux, *Soc. de biologie*, 27 octobre 1900, p. 884.

de la lumière diffuse, soit de la lumière solaire. Pour cette dernière, une exposition d'une heure suffirait dans certains cas à tuer le bacille puisqu'un cobaye sur 4 inoculés resta complètement indemne.

A la suite de ce travail, je répétai ces expériences au mois de juillet 1901 en étalant les crachats sur des carreaux émaillés et sur des briques, et en les exposant les uns à la lumière diffuse, les autres à la lumière et à la chaleur solaire.

Les résultats observés sont consignés dans le tableau suivant :

NUMÉRO des échantil.	MODE D'EXPOSITION		CHALEUR subie.	DURÉE de contact.	RÉSULTATS		NOMBRE. d'anim. inoculés.
	Lumière diffuse.	Lumière solaire.			Tuber-culeux.	In-demnes.	
1	1		20° temps ext.	2 h.	6		6
2	1		22° —	6 h.	6		6
3[1]	1		20° —	12 h.	1	5	6
4		1	42° à 45°	2 h.	2	4	6
5		1	40° à 45°	4 h.	2	4	6
6		1	38° à 45°	6 h.	0	6	6

L'inoculation toujours sous-cutanée eut lieu, dans tous les cas, le lendemain de l'exposition, c'est-à-dire environ 24 à 36 heures après. La poussière du crachat était mélangée en même quantité dans 1 centimètre cube d'eau.

L'exposition a toujours eu lieu entre 10 heures du matin et 4 heures du soir, et les crachats non complètement desséchés étaient mis sous la cloche à vide.

Ces expériences diffèrent de celles de M. JOUSSET en ce que la température subie par les échantillons a été notée. Leurs résultats sont confirmatifs de ceux de MM. JOUSSET et KÜSS.

[1] Cet échantillon a été inoculé cinq jours après l'exposition, mais il a été conservé à l'abri de la lumière.

MM. P. Lenoir et J. Camus[1], opérant dans une salle de tuberculeux cavitaires de l'hôpital Saint-Antoine, ont fait passer à travers un filtre de ouate ou sur du sucre en poudre plusieurs milliers de litres d'air. Cet air était recueilli à la hauteur de la bouche des malades et à une distance de 40 à 50 centimètres. Les inoculations pratiquées ensuite aux cobayes n'ont donné que des résultats négatifs. Dans une expérience notamment, les auteurs ont fait passer 53 000 litres d'air d'une façon continue pendant plusieurs jours et plusieurs nuits, et pendant ce temps le balayage de la salle fut fait comme d'habitude. Dans une autre, l'air fut pris au niveau du sol. Malgré ces conditions favorables à la récolte d'une poussière bacilifère, les animaux ne prirent pas de tuberculose.

Ces résultats négatifs, malgré la réalisation des conditions les plus défavorables aux animaux en expérience, permettent de conclure que la contagion n'est rien moins que fatale dans les casernements ! Sticker et Beninde[2], expérimentant avec des poussières sèches, ont constaté que les cobayes ne sont infectés par l'inhalation qu'à la condition que le courant d'air dépasse $0^m,30$ à la seconde.

Les études que nous venons de résumer brièvement ont trait au danger des poussières provenant de crachats tuberculeux desséchés. Elles ne peuvent en pratique s'appliquer tout au plus qu'à des salles de phtisiques, à des salles d'hôpital ; elles ne préjugent en rien du rôle des poussières en général et en particulier de

[1] P. Le Noir et J. Camus. Recherche du bacille de Koch dans l'air des salles occupées par des tuberculeux. *Annales d'hygiène publique et de médecine légale*, janvier 1908, p. 74.
[2] *Loc. cit.*

celles accumulées à la surface du sol des chambrées. Cette question a été mise au point par les expériences suivantes.

M. le médecin-inspecteur KELSCH, en collaboration avec MM. les médecins-majors BOISSON et BRAUN[1] ont entrepris des recherches analogues avec des poussières recueillies dans les principales casernes de Lyon.

Les prises ont été effectuées dans les fentes et à la surface des parquets des chambrées, dans les coins des murailles et des cloisons, sur les escaliers, dans les corps de garde, sur les planches à bagage, au pourtour des crachoirs disposés dans les chambrées et dans les escaliers ; enfin, à l'intérieur, des crachoirs en usage dans les diverses parties des casernements.

213 cobayes ont été inoculés dans le péritoine, et à dose massive, avec les poussières de toutes ces provenances, notamment avec celles qui furent cueillies à la surface et au pourtour des crachoirs, et avec du mucus nasal prélevé sur les hommes des chambrées les plus populeuses, soit 122 avec les premières et 91 avec le second.

Sur les 122 sujets traités avec les poussières, 41 ont succombé dans les quarante premiers jours à des phlegmasies septiques aiguës du péritoine. Les 81 autres ont pu être suivis au delà de ce délai ; ils ont été sacrifiés à des époques variables, plusieurs mois après avoir été inoculés. *Aucun n'a présenté de trace de tuberculose.*

Sur les 91 sujets traités avec du mucus nasal, 14 ont succombé avant le quarantième jour à des péritonites aiguës. Des 77 autres, un seul, inoculé le 23 juin, est

---

[1] KELSCH, BOISSON, BRAUN. De la virulence des poussières des casernes, notamment de leur teneur en bacilles tuberculeux, *Bull. de l'Acad. de méd.*, 27 décembre 1898.

mort le 19 juillet, c'est-à-dire le vingt-sixième jour, d'une tuberculose aiguë généralisée. Le mucus provenait d'un cuirassier vigoureux et en pleine santé. Les 76 restants ont survécu et ont été employés dans le cours de l'année suivante à d'autres expériences; à l'autopsie, pratiquée près d'un an après, ils ont été trouvés indemnes de toute lésion tuberculeuse.

Perfectionnant le procédé et opérant de façon à se rapprocher autantq ue possible de la réalité, le médecin-major Rouget[1] a soumis des cobayes à de nombreuses séances d'inhalations de poussières provenant des chambrées de casernes de Bordeaux et de salles de malades non tuberculeux de l'hôpital militaire de cette ville.

Avant d'être utilisées, les poussières recueillies furent desséchées à l'étuve à $+$ 37°, pulvérisées au mortier et tamisées; au moment de s'en servir, on les plaça dans un petit flacon à deux tubulures d'où elles furent chassées par la soufflerie de la lampe d'émailleur. La projection fut telle, que la poussière obscurcit complètement le bocal, dissimulant l'animal, laissé pendant cinq minutes chaque jour dans cette atmosphère éminemment poussiéreuse. L'expérience fut renouvelée pendant dix jours consécutifs.. Des 30 cobayes ainsi traités, *aucun ne mourut de tuberculose*; la plupart ont maigri, mais l'autopsie, pratiquée du quarantième au cinquantième jour, n'a pas révélé de tubercules dans les poumons; les ganglions péribronchiques n'étaient pas engorgés.

Le médecin-major Ruotte, cependant, a publié deux observations relatives à des militaires s'inoculant la

---

[1] Rouget. Etiologie de la tuberculose pulmonaire dans l'armée, *Arch. de méd. milit.*, 1901, p. 58.

tuberculose par de petites plaies siégeant aux pieds, et attribue cette contamination aux poussières des parquets de la chambrée. En tout cas, le fait est exceptionnel.

De ce que la tuberculose dans l'armée comme d'ailleurs dans la population civile, atteint le plus souvent le poumon ; il ne faut pas en conclure que toutes les tuberculoses pulmonaires sont d'origine aérienne. AUFRECHT [1] a fait voir que, dans nombre de coupes histologiques de tubercule du sommet du poumon, on trouve des bacilles de Koch au niveau des parois épaissies des vaisseaux interalvéolaires et au niveau des bronches.

M. CALMETTES a montré des lésions semblables obtenues lors de ses expériences sur l'infection tuberculeuse du poumon par les voies digestives.

D'autre part, il est utile de faire remarquer que l'homme vit relativement peu dans la chambrée, qu'il y séjourne surtout la nuit, alors que l'atmosphère est plus calme que dans la journée. Si le café [2] a pu être bu dans certains corps au milieu de la poussière, le fait doit être rare, car on ne procède guère au balayage qu'après la sortie des hommes qui se fait de grand matin. On voit donc que tout contribue à amoindrir le rôle des poussières dans l'étiologie de la tuberculose pulmonaire au régiment. Ainsi l'examen des faits scientifiques les mieux établis, comme celui des usages journaliers suivis par la troupe montrent que non seulement ces poussières ne sont pas cause du développe-

[1] AUFRECHT. *Pathologie in Therapie des Lungearschivindsucht.* *Wien,* 1905.

[2] GRANCHER. Prophylaxie de la tuberculose. *Bull. de l'Acad. de méd.,* 3 mai 1898.

ment de la tuberculose pulmonaire chez le soldat, mais encore que leur analyse biologique a permis d'y constater la rareté du bacille de Koch.

A côté de l'inhalation ou de l'ingestion de la poussière se place l'inhalation ou l'ingestion de particules salivaires et bronchiques extrêmement fines et provenant d'hommes tuberculeux en contact avec des voisins indemnes.

Les expériences de FLÜGGE[1] et de ses élèves légitiment les craintes que l'on peut avoir à cet égard.

La contamination ainsi comprise répond mieux aux observations cliniques qui démontrent, à n'en pas douter, la contagion hospitalière ou familiale de la tuberculose pulmonaire.

LASCHTSCHENKO et HEYMANN ont coloré des bacilles de Koch sur des lames mises sur la bouche des phtisiques toussant ou parlant. Encore la dissémination des germes, dans ces circonstances, ne se fait-elle qu'à de courtes distances. Les particules bronchiques ou salivaires, même chez un tousseur vigoureux, ne parviennent pas à franchir une distance de plus d'un mètre. Il est facile de s'en assurer comme je l'ai fait souvent, en plaçant à différentes distances des sujets des papiers amidonnés après avoir administré aux malades de petites doses d'iodure de potassium.

Si ce mode de propagation est possible à l'hôpital et dans la famille, il doit être à la caserne si exceptionnel, qu'il serait absolument abusif de lui attribuer une part quelconque dans l'étiologie de la tuberculose dans l'armée.

Il faudrait pour cela que fussent conservés à la

[1] FLÜGGE. *Zeitsch. f. Hyg. u. Infect. Krankheit.*, vol. 38, p. 1.

caserne un grand nombre de tuberculeux à crachats bacillaires.

Le nombre croissant des radiations pour imminence de tuberculose, faiblesse de constitution, anémie, bronchite chronique, qui, sous ces divers vocables, cachent des prétuberculeux non contagieux, prouve, surabondamment, que toutes les mesures sont prises pour une élimination s'étendant en deçà de la tuberculose confirmée. Sans doute, il faut quand même lutter contre la projection des crachats sur le sol, et la dissémination des poussières ; l'ingestion ou l'inhalation de souillures même banales ne sauraient être indifférentes pour l'économie. L'analyse qui en a été faite par MM. KELSCH et SIMONIN [1] à l'hôpital militaire Desgenettes et à la caserne de la Part-Dieu à Lyon, prouve leurs richesses en éléments microbiens, coli-bacilles, germes de la suppuration qui peuvent être regardés comme cause des infections secondaires venant compliquer les maladies infectieuses contractées à la caserne. Il est même rationel de penser que leur apport abondant et répété dans les voies aériennes ou digestives supérieures peut créer la maladie, ou un état de prédisposition morbide chez le soldat. Aussi, toutes les mesures prises afin de supprimer ces poussières contribuent pour une grande part à l'assainissement de la caserne, *sans que cependant on soit en droit d'en attendre une diminution de la morbidité tuberculeuse.* Les expériences relatées plus haut font voir que *la tuberculose ne se contracte pas ainsi dans nos casernes,* et ce n'est pas plus le balayage humide que la multiplication des crachoirs qui nous donnera de ce côté un résultat appréciable.

[1] KELSCH et SIMONIN. *Bull. de l Acad. de méd.*, 5 octobre 1897.

Il nous reste à examiner le *rôle de l'alimentation*. Doit-elle être incriminée comme *facteur direct de la tuberculose* ?

Les travaux de BEHRING, puis les expériences de CALMETTES ont dans ces derniers temps jeté un jour nouveau sur le mode d'infection tuberculeuse du poumon par la voie digestive ; il est hors de doute qu'elle est possible, peut-être même plus fréquente qu'on ne le croit. Mais il s'agit ici de faits expérimentaux portant sur l'ingestion de produits tuberculeux, et les expériences anciennes de CHAUVEAU nous ont depuis longtemps fixé sur le danger d'un pareil aliment. Il n'en est pas de même du rôle des viandes provenant d'animaux tuberculeux. De nombreux expérimentateurs se sont forcés d'élucider la question sans arriver à des résultats convaincants.

La plupart, en effet, ont utilisé le suc de viande crue en injection sous-cutanée ou intra-péritonéale à des cobayes. Comment peut-on conclure, dans ces conditions, au danger de l'ingestion de ces viandes pour l'homme qui les consomme en général après exposition plus ou moins prolongée à des températures élevées. Aussi NOCARD *a-t-il pu dire qu'il n'existait pas une seule expérience prouvant que la viande d'animaux tuberculeux, même ingérée complètement crue, est capable de transmettre la tuberculose.* MOREAU[1], par des expériences bien conduites, a cependant fait voir que *seuls étaient dangereux les morceaux de chair musculaire avoisinant les organes,* les ganglions ou les surfaces séreuses *atteintes de tuberculose,* les autres pouvant être consommées sans danger.

[1] MOREAU. Prophylaxie de la tuberculose d'origine alimentaire. Thèse Paris, 1894.

Il est hors de doute qu'aux bas prix où le soldat se procure la viande de boucherie, celle-ci doit provenir parfois d'animaux tuberculeux, surtout lorsque la fourniture est faite en morceau et par adjudication. On sait que la Circulaire du 22 avril 1908 essaie de parer à ce danger. Mais c'est se tromper étrangement que de voir dans la tuberculose animale le seul mode d'infériorité de la viande. Les vétérinaires-inspecteurs des abatoirs constatent souvent que ce sont des bêtes en bon état apparent de santé et d'embonpoint qui lors de l'abatage sont reconnues atteintes de tuberculose. Or, la viande qu'on appelle « viande à soldat » ne provient jamais de pareilles bêtes. Elle appartient à des animaux souvent amaigris par suite de vices de nutrition consécutifs à des affections chroniques d'organes internes, sclérose du foie, des reins, hydronéphroses, douves ayant occasionné à la longue une dégénérescence de l'organe où elles habitent, ou à des animaux surmenés par une longue et abondante lactation ou par les voyages qu'ils ont subis avant d'arriver à l'abattoir.

D'autre part, la viande est consommée bouillie, ou rôtie, peu saignante d'ordinaire.

Ce n'est donc pas l'alimentation carnée *qui directement* peut être cause du développement de la tuberculose dans l'armée. Par contre, l'*insuffisance des qualités nutritives* de la viande fournie au soldat, l'insuffisance de la quantité réellement assimilable, peut avoir évidemment une influence sur la dépression de l'organisme, qui, ainsi préparé, supporte moins aisément les fatigues du service, et peut finir par ouvrir un terrain propre à la tuberculose. C'est dans ce sens que la question doit être posée. Déjà le taux de la viande a été augmenté ; d'autre part Rouget a attiré l'attention sur l'insuffisance de la quantité actuelle de pain pour les jeunes soldats. M. le médecin principal TESTEVIN, afin d'étayer cette manière de voir, a signalé la quantité de pain fournie de novembre à mars par un boulanger de la ville aux jeunes soldats d'un corps de troupe. Elle se chiffrait par la somme de 1200 francs. On peut se demander si la *qualité* de notre pain de troupe n'est pas étrangère à ces achats qui se font en effet sur une large échelle, et qui cachent tout simplement un gaspillage. La transformation de cet aliment si nutritif et si goûté du soldat français s'impose depuis de longues années ; elle a été l'objet d'études anciennes et récentes, qu'on verra bientôt aboutir, en faisant usage d'une farine mieux blutée, et en fabriquant des pains longs d'une seule ration.

La quantité de denrées alimentaires fournies à la troupe est suffisante, mais leur préparation laisse à désirer, et cause des pertes considérables, autant pour le Trésor que pour l'estomac du soldat. Le jour où les mets seront bien préparés, ils seront mangés et bien absorbés. Dans ce but, il faut améliorer la cuisine, et non augmenter la quantité des aliments.

Le médecin principal SCHINDLER[1] a attaché son nom à la transformation de l'alimentation monotone du soldat, et a défini ainsi l'alimentation variée : Distribuer aux hommes un ou plusieurs plats par repas ; former chaque plat d'une seule espèce d'aliment ou d'une combinaison simple d'une viande et d'un légume ; varier la nature et la préparation de cet aliment à chaque repas ; appliquer en un mot à l'alimentation du soldat la méthode qu'on appelle vulgairement la « cuisine bourgeoise ».

[1] SCHINDLER. *Arch. de méd. militaire*, 1885.

Depuis vingt ans, cette alimentation variée a été introduite peu à peu dans les usages de l'armée ; les appareils culinaires de nos cuisines militaires ont subi dans un grand nombre de corps des perfectionnements notables ; seule la main-d'œuvre est encore restée à l'état embryonnaire, malgré les efforts faits dans ce sens par de récentes circulaires ministérielles. En admettant la permanence du cuisinier en chef, on a fait un premier pas. Il reste à doter ce dernier d'une autorité suffisante par la délivrance d'un grade, à le retenir comme commissionné, ainsi qu'on le fait pour les tailleurs, bottiers, armuriers, etc... et autres employés des corps de troupes.

L'insuffisance de la réparation marque la genèse du surmenage ; c'est à elle et non à l'ingestion directe de produits tuberculeux que pourrait être attribuée dans certaines circonstances l'éclosion de la tuberculose chez le soldat.

L'amélioration de l'alimentation et le bifteack constituent pour cette affection une mesure prophylactique bien supérieure à toutes celles qui visent la destruction du bacille.

Enfin, un dernier argument achève de dénier à la contagion tout rôle dans la genèse de la tuberculose militaire : c'est la diminution considérable du nombre des tuberculeux parmi les hommes de deuxième et troisième année. Les chances de contagion n'augmenteraient-elles pas, au contraire, avec le temps de service ? Le séjour prolongé à la caserne, si celle-ci était un foyer de tuberculose et de poussières bacillifères, ne viendrait-il pas accroître pour les habitants l'intensité de l'infection bacillaire ? On a soutenu que les anciens soldats devenus tuberculeux étaient des contagionnés, par opposition aux jeunes dont l'affection relèverait d'une tare antérieure à l'incorporation.

Cette répartition ne repose sur aucune preuve. On a pu voir, en effet, plus haut que les tares familiales ou personnelles existaient aussi bien chez les tuberculeux anciens soldats que chez les jeunes. Il semble donc logique d'admettre que ces tares, invoquées pour les soldats de première année, conservent toute leur valeur pour les hommes de deuxième ou troisième année.

La tuberculose est une affection qui peut rester latente pendant des années. Les soldats, qui ont résisté aux premières fatigues du métier militaire, ne sont-ils pas exposés à subir plus tard telle fatigue, tel traumatisme, telle maladie infectieuse qui fera évoluer une bacillose restée jusque-là enfouie dans un ganglion ou dans un organe.

Sans doute un séjour prolongé dans une grande ville, où des relations s'établissent forcément entre civils et militaires, peut faire penser à une contagion s'exerçant au dehors, mais il est tout à fait irrationnel d'admettre que cette contamination ait lieu à la caserne.

Nous croyons avoir démontré suffisamment que la contagion de la tuberculose ne s'exerce à la caserne ni par les poussières, ni par les tuberculeux bacillifères qui n'y habitent pas, ni par l'alimentation.

Mais un autre groupe de faits bien scientifiquement établis nous montrent qu'il n'est pas même utile de recourir à ce mécanisme pour expliquer la présence fréquente de la tuberculose à la caserne, et cela malgré les nombreuses réformes prononcées.

CHAPITRE VIII

ROLE DE L'AUTO-INFECTION.

La tuberculose, en effet, est une maladie si commune que, si on voulait éliminer tous ceux qui en sont atteints, la moitié du contingent disparaîtrait. Il faut bien admettre, disait L. COLIN [1], que le quart des effectifs des armées européennes est composé de tuberculeux, masqués souvent sous les apparences de la plus vigoureuse santé. Cette estimation, troublante au premier abord, n'est inexacte que par sa modération. On entre tuberculeux dans l'armée, dit CHAUVEL [2], plus souvent qu'on ne l'y devient.

Le laboratoire d'une part, l'anatomie pathologique de l'autre nous fournissent des indications précieuses à cet égard. Nous avons déjà vu tout le parti que l'on pouvait tirer des injections de tuberculine, pour déceler la présence de tubercules dans l'organisme humain.

FRANZ a obtenu une réaction positive chez 61 p. 100 de jeunes soldats, et l'épisode de la garde prussienne montre que cette proportion est atteinte même chez des hommes d'apparence vigoureuse.

[1] L. COLIN, *Bull. de l'Acad. de méd.*, vol. 39, 24 mai 1898, p. 614.

[2] CHAUVEL. Prophylaxie de la tuberculose. *Bull. de l'Acad. de méd.*, 1898, vol. 39, p. 696.

La séro-agglutination a donné à M. ROUGET et à moi-même un résultat positif chez 65 p. 100 des sujets examinés, c'est-à-dire que. sur 100 soldats paraissant bien portants, près des deux tiers sont en puissance de tuberculose latente.

MM. KELSCH et BOISSON ont relevé par l'examen aux rayons X la présence de masses ganglionnaires au niveau de la naissance des bronches 51 fois sur 120 sujets pris au hasard d'un contingent récemment arrivé dans les différentes casernes de Lyon. Il en fut de même pour le médecin principal SALLES.

Lors de la découverte de VILLEMIN qui fit immédiatement craindre la contagion à la caserne, L. COLIN opposa la préexistence de l'affection chez les conscrits, ayant rencontré *souvent* à l'autopsie des soldats nombre de lésions tuberculeuses anciennes. M. KELSCH confirma cette façon de voir en constatant dans ses nombreuses recherches anatomo-pathologiques 2 fois sur 5 des foyers ganglionnaires tuberculeux. Dans la région trachéo-bronchique, mêmes remarques ont été faites par NATALIS GUILLOT, BROUARDEL, LETULLE, ROYER, dans une proportion de 59 p. 100. Chez des sujets de 15 à 30 ans, NŒGELI a trouvé 96 fois sur 100 des lésions dues à l'infection tuberculeuse, et après 30 ans pas un seul n'était exempt.

LANDOUZY et QUEYRAT ont trouvé des foyers non soupçonnés dans un tiers des autopsies d'enfant au-dessous de deux ans. PIZZINI a décelé le bacille de Koch dans les ganglions médiastinaux chez 42 p. 100 de sujets non tuberculeux, et DE BABÈS, 65 fois sur 93 enfants morts d'affections étrangères à la tuberculose.

« C'est l'*auto-infection*, dit KELSCH, qu'il faut incriminer à l'égard du plus grand nombre de nos tuberculeux de la première année; c'est à elle qu'il faut attribuer et non à l'infection exogène l'immense majorité des phtisies qui se laissent soupçonner ou se démasquent dans cette période. L'évidence du fait nous oblige à reconnaître que l'existence de ces foyers est aussi redoutable pour le soldat que les chances d'infection exogène que lui font courir les germes disséminés dans les milieux ambiants. Ici, ce sont des sujets vigoureux, mais atteints d'adénopathie trachéo-bronchique ancienne qui, à la suite d'une grippe ou d'une rougeole, deviennent peu à peu phtisiques. Ailleurs ce sont des hommes habituellement bien portants, qui, admis à l'hôpital pour une fièvre gastrique en apparence des plus simples, sont enlevés d'une façon aussi subite qu'inattendue par une granulie aiguë généralisée, dont les débuts se dissimulaient sous le masque de cette pyrexie insignifiante dans ses allures initiales.

« La fréquence de ces manifestations bacillaires, si soudaines dans leurs éclosions et si rapides dans leur évolution, constitue un des traits caractéristiques de la tuberculose du soldat. L'autopsie révèle chez ces sujets, indépendamment de l'éruption granuleuse récente, des dégénérescences tuberculeuses anciennes des ganglions médiastinaux ou mésentériques. »

Le médecin général SCHERNING, dans son mémoire de 1899 sur la tuberculose dans l'armée, estime que la *moitié* des soldats allemands phtisiques est déjà atteinte de tuberculose latente au moment de l'incorporation. Cette opinion résulte de l'ensemble des rapports des années 1898-99 sur la statistique.

Peut-on s'étonner après cela, de la présence des tuberculeux dans l'armée? En général, ces lésions trouvées à l'autopsie marquent par leur structure fibro-caséeuse, ou fibro-calcaire, leur origine ancienne. Des recherches récentes permettent de croire qu'elles remontent à la première enfance. BEHRING pense qu'on doit les attribuer à l'action de germes introduits dans l'organisme par le lait souillé.

Les études de CALMETTES ont apporté à cette pathogénie une confirmation éclatante en faisant voir que des germes tuberculeux introduits dans le tube digestif pouvaient arriver au poumon avec toute leur virulence, sans déterminer de lésion de l'intestin. M. KELSCH, tout en admettant le rôle du lait, fait remarquer qu'on peut tout aussi bien penser à l'introduction de germes dans le tube digestif, par les baisers des lèvres maternelles souillées de germes pathogènes. Il est rationnel d'admettre d'ailleurs tout autre mode de contamination, comme les poussières ou les particules liquides s'échappant des bronches ou de la bouche de parents tuberculeux qui, par leur présence constante auprès de l'enfant, président ainsi à son infection lente et continue. Des interrogatoires prolongés auxquels je me suis livré par de nombreuses enquêtes, il résulte que ce mode de contamination doit être très fréquent.

Ainsi il est hors de doute que la tuberculose envahit souvent l'organisme humain dès l'enfance, que la localisation du bacille de Koch se fait plus spécialement dans les ganglions trachéo-bronchiques, et que là il meurt ou il reste en état de vie latente, prêt à reprendre son activité le jour où il trouvera des conditions nouvelles propices à son développement.

Ces conditions, elles sont créées par les premières fatigues subies à l'entrée dans la ville et dans la caserne, par l'exposition aux intempéries, par le séjour dans l'air confiné, et par la dépréciation de l'organisme qui en résulte. Si une alimentation saine et renforcée et des périodes de repos bien agencés ne viennent maintenir l'équilibre, celui-ci se rompt d'autant mieux qu'il était bien instable pour certains organismes. Nous revenons encore ainsi à la question de sélection qui prime toute autre cause, en ce qui concerne le développement de la tuberculose dans l'armée.

CHAPITRE IX

TRAITEMENT SOCIAL DU MILITAIRE TUBERCULEUX.
RÉFORMES AVEC INDEMNITÉS. — RETRAITES. —
HOPITAUX CANTONAUX. — SANATORIA. — MAI-
SONS DE CONVALESCENCE.

Que faire des hommes devenus tuberculeux au régiment[1] ?

Il y a lieu ici d'établir tout d'abord deux catégories
bien distinctes : les militaires de carrière, officiers,
sous-officiers et soldats rengagés; et les hommes qui
passent actuellement deux ans sous les drapeaux.

La première catégorie a droit à un traitement spécial.
Plusieurs visites ont été passées, déclarant le sujet apte
à faire le service; c'est assez dire qu'il présentait alors
tous les attributs d'une bonne santé, et on [peut légiti-
mement attribuer l'éclosion du mal au service. Le fait
le plus souvent invoqué est une fatigue, une exposition
prolongée à la pluie ou au froid, ou encore un traumatisme.

Dans ces conditions, le militaire ne peut être jeté hors
de l'armée sans secours.

[1] G.-H. LEMOINE. Elimination des tuberculeux de l'armée. *Revue
de la tuberculose*, 1907.

Deux solutions se présentent : il est atteint légèrement, ne présente pas de bacille dans les crachats, il peut être traité. Plus le traitement sera précoce, mieux il sera conduit, plus grandes seront les chances de guérison.

Il faut donc à cet effet disposer soit d'hôpitaux spéciaux, soit mieux de services spéciaux dans des hôpitaux généraux. En Allemagne on a fondé à cet effet plusieurs sanatoria militaires[1] à Münden, Saarbruch, Detmold ; cette dernière station exclusivement réservée aux sous-officiers. De plus en 1901, l'Empereur a fait aménager à Arco, dans le Tyrol méridional, la *villa Hildebrand*. Cette villa, gracieusement offerte par M. Hildebrand, ancien officier de l'armée allemande, est placée dans un site merveilleux, sur les bords du lac de Garde. Elle peut recevoir 25 malades et est ouverte du mois d'octobre au mois de mai ; l'établissement est dirigé par un médecin de l'armée en retraite. Le séjour est gratuit. Un autre établissement a été installé à Idstein pour les tuberculeux des familles de sous-officiers.

D'après B. VON TOBOLD[2], ces sanatoria n'auraient pas donné les résultats qu'on en attendait, et actuellement certaines sommes seraient prévues sur les fonds de l'empire pour permettre à un nombre assez important d'invalides tuberculeux de faire une cure libre de trois à quatre mois dans un sanatorium civil. On sait, en effet, que ces établissements sont nombreux en Allemagne et le placement des militaires tuberculeux doit par conséquent y être assez facile. Chez nous la chose serait

---

[1] SIMON. Le service de santé dans l'armée allemande. *Arch. de méd. militaire*, juin 1908.

[2] B. VON TOBOLD. La lutte contre la tuberculose. *Caducée*, 1er août 1908.

moins aisée, mais nous avons certains hôpitaux dans le midi de la France, comme celui d'Amélie-les-Bains, qui pourrait être aménagé à cet effet.

Le tuberculeux ne crachant pas de bacille a été seul envisagé jusqu'ici. Celui qui est arrivé à la seconde période recevra des soins dans les salles spéciales d'hôpitaux généraux ou dans des hôpitaux spéciaux, à moins qu'il ne préfère retourner chez lui *avec une pension*. De toutes façons, il devra être éliminé de l'armée; s'il n'est pas incurable au sens propre du mot, du moins sa guérison exigera trop de temps, et les rechutes seront trop à craindre pour qu'on songe jamais à reprendre cet homme.

Une pareille mesure s'impose de plus en plus, pour les soldats de carrière, car, lorsqu'ils sont groupés en caserne, la contagion paraît jouer un rôle non douteux. Si ce tuberculeux était sûr de sortir de l'armée avec une indemnité calculée sur son état de santé, il ne chercherait pas, comme il le fait encore trop souvent aujourd'hui, à cacher son mal.

Pour la marine notamment, ouvriers des arsenaux et équipages de la flotte, il y aurait lieu d'accorder des retraites proportionnelles sur une large échelle. Le Dr Friocourt[1] a fait voir quels avantages même pécuniaires retirerait l'État d'une pareille manière de faire. Cette mesure permettrait en même temps de limiter la contagion qui, dans les arsenaux surtout, mais aussi dans la flotte, s'exerce d'une façon effrayante. Nous avons vu d'ailleurs que pour le marin le traumatisme originel existe toujours.

[1] Friocourt. La tuberculose dans la marine au port de Brest. *Arch. de méd.*, 1904, p. 418.

Si tous les auteurs sont d'accord pour continuer à donner aux militaires de carrière tuberculeux les soins qu'exige leur affection ; si tous sont unanimes à réclamer pour ceux-là la pension de retraite ou l'indemnité-maladie, il n'en est pas de même quand il s'agit du traitement des hommes du contingent. Sous prétexte que tous ou presque tous étaient porteurs de tuberculose latente datant d'une époque antérieure à l'incorporation, on est disposé à leur refuser d'autre traitement que la réforme n° 2. M. le médecin-inspecteur Kelsch, partisan de cette solution, se base sur ce fait que les jeunes soldats représentent 60 à 70 p. 100 de la totalité des phtisiques de l'armée.

« Il s'agit dans l'espèce, comme nous le savons tous, d'affections dont le germe a été importé à la caserne par le sujet qui en est atteint. Ils arrivent au corps, sont reconnus d'une valeur physique douteuse aux premiers essais des obligations de leur nouvelle existence ; le médecin les envoie à l'hôpital où ils passent un, deux et quelquefois trois mois, jusqu'au moment où il est établi qu'ils sont en imminence ou en puissance de tuberculose. Ils sont renvoyés dès lors dans leur famille, *n'ayant guère connu des vicissitudes de la vie militaire que l'hôpital.* Ils reviennent à leurs foyers, ni plus ni moins tarés qu'ils n'en étaient partis, après une *période*, non pas de service militaire, mais d'*observation médicale* qui n'est que le complément le plus fructueux, j'allais presque dire indispensable, de l'examen pratiqué au conseil de revision. »

L'opinion exprimée ici ne peut rencontrer aucun contradicteur. Mais, lorsque l'on parle du sort à faire aux tuberculeux, *il ne s'agit nullement du groupe qui vient d'être décrit.* Celui-ci n'a pour ainsi dire pas fait partie de l'armée, *il est resté en observation*, comme le remarque M. KELSCH, et il n'a en rien subi la fatigue des premiers exercices de la vie militaire, car il ne connaît guère que le chemin de l'infirmerie et de l'hôpital.

Celui pour lequel M. le député LACHAUD, M. le sénateur PIETTRE, réclamaient la fondation de sanatoria ou des dispositions règlementaires moins brutales que celles appliquées jusqu'ici, est ce soldat qui pris bon à l'incorporation, même avec réserves, fait son service dans le rang, et quelques jours ou quelques mois après le début de la vie militaire prend une bronchite, à la suite d'une marche sous la pluie, d'un exercice par un temps très froid, traîne cette bronchite et vient au médecin avec des sommets suspects ou malades. M. KELSCH[1] lui-même a insisté sur l'influence de ces *accidents de la vie militaire* qui deviennent de *véritables causes déterminantes* de la maladie. Reconnaître cette influence c'est reconnaître *la légitimité de l'étiologie militaire de l'affection*. Or aujourd'hui ces hommes sont réformés n° 2, alors qu'ils sont atteints de tuberculose confirmée. Est-il juste de continuer à suivre de pareils errements ?

Et d'abord l'État peut-il être rendu responsable de l'éclosion de la tuberculose pulmonaire chez les hommes atteints au cours de leurs services. M. GRANJUX[2] distingue à ce point de vue trois catégories de tuberculoses : les tuberculoses dites civiles, qui sont constatées à la visite d'incorporation, ou qui s'affirment dans les premiers mois de la vie militaire; les tuberculoses militarisées, dont l'éclosion se manifeste après la période d'instruc-

[1] KELSCH. *Bull. de l'Acad. de Méd.*, 5 avril 1904.

[2] GRANJUX. *Bulletin médical*, 12 décembre 1907 et *Bulletin de la Société de médecine militaire*, n° 17 du 30 novembre 1907, page 616.

tion du début ; enfin les tuberculoses militaires, celles qui apparaissent à l'occasion du service chez des soldats relativement anciens, et dont l'intégrité vis-à-vis de la tuberculose s'est affirmée par leur santé antérieure.

Si la responsabilité de l'État paraît réellement engagée par ce dernier groupe de tuberculeux, les avis diffèrent pour les deux premiers.

Pour M. le médecin principal SIEUR[1], la vie militaire n'est pas si pénible, ni si antihygiénique qu'on puisse la rendre responsable de toute tuberculose qui apparaît après trois ou six mois de service. La caserne vaut mieux que l'hygiène de l'usine, dit M. le médecin principal VÉRON[2], souvent même la vie au grand air, les exercices physiques, sont salutaires aux prédisposés à la tuberculose, et M. VÉRON rappelle à ce propos cette phrase de GRANCHER : « J'ai vu pour ma part bien des soldats bénéficier de leurs années de service malgré une atteinte ancienne et légère de tuberculose. » Cette action bienfaisante de la vie militaire a été aussi relevée par moi-même dans un mémoire récent[3]. Tous les médecins d'armée observent d'ailleurs journellement des faits semblables. Mais il ne s'agit pas de savoir si certains tuberculeux bénéficient de l'existence à la caserne, *ce sont ceux qui en souffrent dont le sort nous intéresse.*

MM. VÉRON et BERTHIER[4] répondent qu'il aurait pu en être de même à l'usine, à l'atelier et partout ailleurs. D'accord, mais cependant avec cette différence que le soldat est obligé d'aller à la caserne et que l'ouvrier

---

[1] SIEUR. *Société de médecine militaire*, 15 novembre 1907, p. 593.

[2] VÉRON. *Société de médecine militaire*, 15 novembre 1907, p. 583.

[3] G.-H. LEMOINE. Auscultation du sommet du poumon chez les jeunes soldats. *Presse médicale*, 21 février 1907.

[4] BERTHIER. *Société de médecine militaire*, 1907, p. 613.

peut choisir l'usine, l'atelier où il travaillera. De plus il y a lieu de se demander jusqu'à quel point un patron ne serait pas responsable de l'évolution d'une tuberculose survenue dans un milieu reconnu notoirement insalubre. Enfin il est une catégorie de soldats, la plus nombreuse, qui vient de la campagne : il est permis de penser que, pour ceux-là, du moins, la tuberculose pulmonaire n'aurait probablement jamais évolué.

L'expérience apprend en effet d'autre part que la vie militaire est beaucoup plus dure et plus nocive pour l'agriculteur que pour l'ouvrier et l'artisan des villes. Celui-ci n'est point dépaysé dans la vie compliquée d'une agglomération ; il s'est adapté lentement au confinement des collectivités ; le ressort de son organisme mis en jeu dans les heurts multiples de la société urbaine, a acquis une souplesse qui défiera le choc d'une existence nouvelle. Plus instruit, plus ouvert, le citadin donnera facilement l'effort de l'instruction militaire, il échappera à l'influence déprimante d'une longue tension d'esprit dans l'apprentissage de la discipline et des notions techniques. Le campagnard au contraire souffrira du confinement, des violences imprimées à sa lenteur habituelle ; il dépensera une énergie considérable pour s'acclimater à sa nouvelle existence et subira, ainsi, les inconvénients d'un surmenage plus rapide, quand il ne sera pas la victime de maladies infectieuses contre lesquelles il ne possède pas l'immunité acquise souvent par l'homme des villes. Il ne suffit donc pas, pour alléger la responsabilité de l'État, de vanter d'une façon générale les bienfaits de la vie militaire.

Il y a de nombreuses distinctions à faire, car ces résultats loin d'être uniformes, sont aussi variés que variables selon les éléments humains qui composent l'armée. Quant à la question de prédisposition morbide individuelle, elle doit être écartée de la question. Comme le rappelle M. CHAVIGNY [1], en fait d'accidents du travail, la Cour de Cassation admet que la prédisposition ne tient qu'une place insignifiante dans l'évaluation du dommage subi. Les règlements militaires, d'ailleurs en ce qui concerne la tuberculose pulmonaire ne font plus état de la prédisposition créée par des antécédents familiaux lorsqu'il s'agit d'établir un dossier de retraite.

Les considérations qui précèdent paraissent donc bien établir que dans certains cas la vie militaire *peut* être tenue comme responsable de l'éclosion d'une tuberculose pulmonaire.

« Il ne saurait être nié, écrit M. le médecin principal LAPASSET [2], que la perturbation organique du début puisse réveiller chez le jeune soldat un parasitisme sommeillant, et il ne peut y avoir aucun doute sur la responsabilité de l'État s'il est bien spécifié que la maladie infectieuse ou contagieuse a été contractée dans le milieu militaire ou dans la garnison, en temps d'épidémie ou à la suite d'une circonstance de service bien déterminée (refroidissement, manœuvres, etc.), même si le malade était antérieurement considéré comme suspect. Les observations sont nombreuses qui nous permettent d'attribuer le début des accidents soit à une pluie prolongée supportée au cours d'une marche, ou à une faction montée par une nuit d'hiver, et suivie un ou deux jours après, d'une pleurésie, d'une broncho-

---

[1] CHAVIGNY. *Société de médecine militaire*, 25 octobre 1907, p. 567.

[2] LAPASSET. *Société de médecine militaire*, 15 novembre 1907, p. 594.

pneumonie, puis ultérieurement de phénomènes non
douteux du côté des sommets. La question de responsabilité de l'État ne fait pas de doute en pareil cas.
Celui-ci d'ailleurs ne se soustrait pas à ses obligations,
du moins dans ses règlements, car il arrive tous les
jours qu'on accorde une gratification ou une retraite à
une néphrite chronique, par exemple, contractée dans
ces circonstances. Pourquoi agir autrement quand il
s'agit de la tuberculose pulmonaire ? Parce que nous
sommes encore, malgré nous, hantés par les vieilles
idées de diathèse et que du moment où il n'y a pas eu
contagion directe, ou traumatisme chirurgical, on
pense que la victime du refroidissement serait devenue
quand même ultérieurement tuberculeuse, que le traumatisme médical n'a joué qu'un rôle négligeable. Il
n'est plus permis aujourd'hui d'adopter cette façon de
voir.

La responsabilité de l'État est donc engagée par ce
seul fait qu'une tuberculose pulmonaire s'est développée
à la suite d'un dommage subi en service commandé. La
réparation qui en est la conséquence devra être proportionnelle à la perte de capacité de travail. Ceci nous
amène à examiner comment l'État pourra se libérer
vis-à-vis de cette catégorie spéciale d'accidentés.

La gravité de la maladie, sa curabilité ou son incura-
bilité doivent servir de base à un pareil examen. Or,
pour la tuberculose pulmonaire, il est difficile de se
prononcer, dans certains cas d'une façon définitive, et
nous avons à nous préoccuper en outre de sa contagiosité. On sera donc forcé de limiter artificiellement les
conditions dans lesquelles seront appliquées les mesures
réparatrices.

Les hommes réformés pour tuberculose pulmonaire

forment deux grands groupes au point de vue de la gravité de leur état.

Le premier est constitué par des sujets atteints de tuberculose ouverte. Ce groupe est de plus en plus restreint. La statistique médicale de l'armée ne permet guère d'en fixer le nombre exact, car elle ne fait aucune distinction entre les réformes pour tuberculose pulmonaire ouverte ou fermée. Afin d'arriver à un chiffre approximatif, il m'a semblé qu'on pourrait tirer quelques renseignements d'un service hospitalier. De 1901 à 1905 sur 2782 malades ayant passé dans mon service, on compte 1230 malades atteints d'affection des voies respiratoires. Sur ce nombre 483 ont été réformés, à savoir 322 temporairement pour bronchite suspecte, et 161 définitivement pour tuberculose pulmonaire. Ces derniers malades présentaient des signes de tuberculose pulmonaire confirmée, mais 41 seulement avaient des bacilles dans les crachats, ce qui donne une proportion de 25 p. 100 de tuberculose ouverte pour les 161 malades atteints de tuberculose pulmonaire [1], et 1,4 p. 100 de la totalité des malades traités dans un service de médecine. On voit donc que cette catégorie de tuberculeux est relativement restreinte.

Ceux-ci, gravement atteints, ont besoin de soins longs et dispendieux, et d'autre part leur séjour dans le milieu familial et leur présence dans la société civile offrent un réel danger.

---

[1] En prenant ce pourcentage pour base on peut se rendre compte, par l'examen de la statistique médicale de l'armée de 1904, qu'on arriverait ainsi à un total de 1068 hommes réformés par an pour tuberculose ouverte, le nombre des hommes réformés pour tuberculose pulmonaire ayant été de 4275, bronchite chronique comprise.

Le second groupe comprend des hommes atteints de tuberculose fermée, non contagieuse par conséquent, réclamant cependant tout comme les premiers, mais à des degrés divers, des soins prolongés.

Dans le milieu ouvrier comme dans celui de la classe moyenne des villes, l'arrivée de ces malades est la source d'embarras financiers que ne peut compenser un travail suffisant. La détresse de ces tuberculeux et de leur famille est moindre à la campagne, où les besoins sont modestes, où la vie se passe au grand air, où quelques emplois peu fatigants peuvent procurer un léger salaire.

Cette catégorie de réformés comprend en grande partie des hommes légèrement atteints, mais dont l'état général cependant périclite. Un certain nombre d'entre eux, lorsqu'ils peuvent trouver, à leur retour, repos complet et prolongé, habitation hygiénique, nourriture suffisante, ne tardent pas à se remettre, après quelques mois et peuvent ultérieurement reprendre une profession et gagner leur vie.

Il ne se passe pas d'année que je revoie un certain nombre d'hommes de 30 à 40 ans, vigoureux, présentant toutes les apparences de la santé, qui ont été à 22 ou 23 ans réformés pour tuberculose pulmonaire.

L'État n'a pas seulement un devoir à remplir envers les malades du premier groupe, il doit se préoccuper encore des dangers que ceux-ci font courir à la société. Il ne peut donc songer à rendre à leurs familles ceux qui, ne pouvant y trouver les soins nécessaires, risqueraient en outre de contaminer les éléments sains de la population. Son premier souci sera, dans ce cas, non d'allouer une pension viagère qui, toujours trop limitée, ne profiterait guère au malade, mais de traiter celui-ci dans des conditions d'isolement nécessaires à la sécurité publique.

On a proposé de placer ces malades pour la plupart incurables dans des sanatoria. M. Berthier voudrait les voir réunis dans un de nos hôpitaux militaires, celui d'Amélie-les-Bains par exemple.

C'est mal connaître l'état d'esprit de ces malheureux soldats que de souscrire à cette proposition. M. Rénon[1] insistait tout dernièrement sur l'importance du traitement moral pour le phtisique. En envoyant nos tuberculeux ouverts dans des hôpitaux qui ne tarderaient pas à devenir de vastes nécropoles, on commencerait par les priver d'une précieuse ressource thérapeutique; on s'exposerait en outre à de nombreuses réclamations de la part des familles. Que remarquons-nous en effet chaque jour ? Le seul désir du malade est de rentrer au pays : nous avons vu qu'on ne pouvait guère permettre ce retour que sous certaines conditions.

La solution de cette question semble devoir être recherchée par *l'hospitalisation de ces hommes dans les hôpitaux communaux ou cantonaux voisins du lieu d'habitation de la famille.*

L'État pourrait, d'autre part, réserver des pavillons d'isolement dans les hôpitaux généraux pour donner asile aux tuberculeux militaires sans famille. Enfin une retraite serait attribuée aux tuberculeux qui refuseraient l'une ou l'autre de ces deux solutions et qui pourraient se traiter chez eux grâce à cet appoint financier.

C'est ainsi qu'on fait dans les différentes armées

[1] Renon. Les nouveaux traitements de la tuberculose. *Journal des praticiens*, 28 décembre 1907. *Revue de la tuberculose*, 2e série, t. V.

étrangères. En Italie[1], on vient au secours des militaires réformés par l'allocation d'une année de solde qui est faite au moment de l'envoi dans les foyers. Le médecin-inspecteur général GUISEPPE-DE-RENZI[2] a proposé l'installation d'établissements spéciaux pour le traitement et la convalescence des militaires frappés par la maladie, afin de ne pas les renvoyer dans leurs familles et d'éviter ainsi la diffusion de la maladie dans l'entourage. Cette proposition n'a pu encore être réalisée.

En Allemagne[3], on prévoit le traitement des tuberculeux dans des établissements militaires, ou l'admission dans des sanatoria proprement dits ; quand il y a espoir fondé d'une guérison importante et persistante, on recourt à des cures spéciales prolongées avec traitement par l'air libre, dans un hôpital particulier.

En Belgique, les tuberculeux ouverts sont immédiatement proposés pour la pension, et en attendant la liquidation de celle-ci, on traite les malades dans des locaux spéciaux aménagés à cet effet dans les hôpitaux généraux.

En résumé, l'isolement ou une pension sont attribués dans plusieurs nations étrangères aux tuberculeux, ouverts.

Voyons maintenant ce qu'on fait ou ce qu'il y aurait lieu de faire pour le groupe beaucoup plus important des tuberculeux au début, et pour la prophylaxie dans les périodes prétuberculeuses.

Cette catégorie comprend : ceux pour lesquels le dia-

---

[1] ALTABELLI. Lutte contre la tuberculose dans l'armée italienne. *Caducée*, 25 juillet 1908, p. 187.

[2] GUISEPPE-DE-RENZI. *Giornale med. del R. exercito*, juillet 1899.

[3] B. VON TOBOLD. *Caducée*, 1er août 1908, p. 201.

gnostic est ferme et répond à la description du premier degré classique, puis, en proportion beaucoup plus grande, les soldats en imminence de tuberculose, les prétuberculeux, les hommes atteints de bronchite suspecte du sommet, qui, sous l'ambiguïté des termes, représentent en réalité de véritables tuberculeux au début, c'est-à-dire à cette période où l'intervention d'une thérapeutique hygiénique bien appliquée peut aboutir à la guérison dans la majorité des cas. Nous classons dans cette dernière catégorie les hommes qui, présentant des signes de déchéance organique, amaigrissement, dépression physique, dyspepsie, tachycardie, essoufflement et légère élévation de la température après exercice modéré, laissent percevoir en même temps aux sommets des signes suspects constitués, en dehors de toute autre modification, par les troubles du murmure vésiculaire nettement localisés à un sommet, fixes et persistants. Ces malades ne sont pas contagieux et ils sont guérissables. La guérison dépend du traitement et des ressources financières de l'individu. L'indication est donc nette. L'État n'a pas ici à se préoccuper de considérations de prophylaxie sociale, visant la contagion, mais il a pour devoir de fournir à l'individu le moyen de guérir ou au moins de recouvrer un certain degré de capacité de travail. C'est à cette catégorie de tuberculeux que doit s'appliquer la délivrance d'indemnités temporaires.

Y a-t-il lieu de faire entre eux une différence basée sur le temps de service ? M. LAPASSET regarde la tuberculose constatée avant huit mois de service comme ne rentrant pas dans le cadre des affections susceptibles d'entraîner l'obtention d'une gratification ; M. DEMANDRE accorderait l'origine de service après trois mois;

M. GRANJUX considère comme tuberculose civile toute tuberculose qui s'affirme pendant la durée de la période d'instruction. Comment concilier ces avis avec l'opinion formulée par un de ces observateurs, que le droit à l'indemnité résulte de ce que l'affection a été contractée à la suite d'une circonstance de service, même si le malade était antérieurement considéré comme suspect. (LAPASSET)? Les premiers mois ne sont-ils pas les plus durs? La température n'est-elle pas plus rigoureuse justement pendant cette période qui comprend la fin de l'automne et l'hiver? N'est-ce pas à cette époque que le surmenage, fruit du changement d'existence, est le plus intense? J'avoue, pour ma part, ne faire aucune distinction entre les tuberculoses évoluant dans les premiers mois de l'instruction et celles se produisant ultérieurement. Il ne faut pas oublier qu'à cette époque les hommes viennent de subir une seconde sélection. Et, comme le dit si justement M. SIMONIN, le public, se basant sur ce fait brutal que l'homme a été reconnu de bonne santé par la revision et l'incorporation constate la maladie et sa cause apparente et demande une indemnité. Il n'y a donc pas lieu, semble-t-il, de traiter différemment les hommes atteints de tuberculose pulmonaire dans les premiers mois ou dans les derniers jours des années de service, pour les hommes du contingent, dès lors qu'ils ont été victimes d'un accident de service. Il serait juste, d'autre part, d'entourer la délivrance du certificat d'origine en pareil cas de garantie suffisante, et nous nous rallions à ce point de vue à l'opinion émise par M. le médecin-inspecteur MARÉCHAL [1] pour que cette pièce soit délivrée par une

---

[1] MARÉCHAL. *Société de médecine militaire*, 1907.

commission spécialement constituée à cet effet. Donc tout homme devenu tuberculeux à l'armée, muni d'un certificat d'origine, aurait droit à une réparation de la part de l'État suivant le degré d'incapacité de travail. Si l'éclosion de la tuberculose pulmonaire survient après la sortie de l'armée, on peut admettre qu'au delà d'une période de trois mois, l'incident de service ne pourra plus guère être incriminé comme cause de l'affection. Encore faudra-t-il qu'en cas de tuberculose survenant dans ces conditions, une enquête soit faite sur les autres accidents en dehors du service qui auraient pu déterminer l'éclosion de la maladie.

La réparation due par l'État pour les tuberculeux de cette catégorie peut s'entendre de deux façons. Ou bien il renverra le malade dans ses foyers avec une indemnité, ou bien il le soignera pour lui rendre sa capacité de travail.

Le renvoi dans les foyers, autrement dit la réforme n° 1 avec gratification, paraît le moyen le plus simple, le plus expéditif; sera-ce aussi le plus économique et le plus humanitaire? Parmi les hommes rendus ainsi à leurs familles, les uns trouveront chez eux toutes les ressources thérapeutiques nécessaires à leur guérison, et pourront être rayés de la gratification au bout d'un à deux ans; d'autres guériront encore, bien que ne possédant pas comme les premiers les ressources d'une certaine fortune, parce qu'ils auront été éliminés très légèrement atteints; mais il existe une catégorie de sujets qui, tuberculeux au premier degré classique, ou dits prétuberculeux, sont appelés à ne bénéficier en rien de l'indemnité qui leur sera allouée. Si l'état de santé reste stationnaire ou s'aggrave par le fait de ressources insuffisantes et par suite d'une existence antihygiénique, l'incapacité de travail se maintiendra des années ou diminuera au point de nécessiter la transformation de la gratification en pension viagère. Or, il est difficile d'admettre que l'État puisse être rendu responsable de ces aggravations qui, le plus souvent, ne seront pas de son fait. Faudra-t-il donc supprimer ces transformations de gratification en pension, du moins pour les hommes du contingent, vis-à-vis desquels l'Etat n'est cependant engagé que d'une façon limitée ? La chose paraîtra injuste et inhumaine. C'est ici que doit intervenir le rôle des sanatoria qui semblent le corollaire obligé des mesures destinées à indemniser les tuberculeux militaires.

Le traitement au sanatorium sera sans doute pour l'État, comme il l'est pour les compagnies d'assurances, une source d'économie parce que, étant en même temps un moyen de rendre la santé à ses malades, il limitera ses obligations envers lui. M. SACQUÉPÉE, se basant sur l'instabilité de ces cures qui ne maintiennent la faculté de travail qu'à condition d'être reprises de temps en temps, pense qu'on ne peut songer à suivre ces malades et à les traiter indéfiniment ; la question ne doit pas être comprise ainsi. Voilà un jeune homme rentrant dans le groupe des bronchites suspectes : à la suite d'un refroidissement, il s'est mis à tousser, il a maigri, a perdu l'appétit et on trouve à un sommet de l'anomalie respiratoire. Le médecin du corps évacue cet homme sur un sanatorium où, au bout de quelques semaines ou de quelques mois, le malade est complètement guéri ; il a repris du poids, mange bien, ne tousse plus, la température est normale et il ne conserve guère que des phénomènes locaux. A ce moment la réforme sera prononcée, mais sans gratification, ou avec une indemnité légère si le malade a encore besoin de repos. L'État rend ainsi à la famille ce soldat tel qu'il l'avait pris, et n'a pas à se préoccuper d'une rechute ultérieure attribuable à d'autres incidents de la vie civile que l'État ignore et sur lesquels d'ailleurs il n'a aucun moyen de contrôle. D'autre part il ne faut pas oublier que la grande majorité de ces tuberculeux étaient des tuberculeux latents bien avant l'incorporation; c'est pourquoi la responsabilité de l'État est toujours *limitée à l'aggravation causée par le service.*

A côté, voici un jeune soldat qui a fait d'emblée une tuberculose pulmonaire du premier degré classique, à l'occasion d'une pleurésie consécutive à un refroidissement. Cette dernière affection soignée et guérie a laissé un sommet spécifique induré ; comme le premier malade, il a maigri et il tousse. Renvoyé chez lui avec un congé de réforme n° 1 et gratification, il ne trouve pas les soins nécessaires, son état s'aggrave et il devient progressivement tuberculeux ouvert. Comme cette aggravation de l'état du malade se sera produite sans temps d'arrêt à partir du moment où celui-ci a subi un dommage au régiment, il sera difficile de faire admettre au public que cette aggravation est le fait de mauvaises conditions hygiéniques subies par le malade dans sa famille, et on sera amené à lui accorder une pension viagère ou à lui offrir le traitement hospitalier dont nous avons parlé pour les malades de cette catégorie.

Mettez au contraire ce soldat dès le début dans un sanatorium bien aménagé, soignez-le plusieurs mois, son état s'améliorera, il recouvrera une certaine capacité de travail ; quelques-uns même pourront guérir, et l'État de ce fait verra ses charges diminuer, car il ne versera au malade que des indemnités restreintes et temporaires en rapport avec le degré d'incapacité de travail constaté à la sortie du sanatorium. Son devoir ne va pas plus loin, du moins pour les hommes du contingent.

Si l'état s'aggrave, malgré l'essai de cure au sanatorium, le malade rentrera alors dans le premier groupe des tuberculeux ouverts et sera justiciable des mêmes mesures. Mais ceux-ci seront d'autant moins nombreux que les soins auront été appliqués plus prématurément et plus complètement, d'où la nécessité du sanatorium pour cette catégorie de malades. L'envoi obligatoire paraîtra à certains esprits une dure épreuve ; cependant on ne peut nier que l'État, qui paie, semble avoir le droit de surveiller ses intérêts, surtout lorsqu'en agissant ainsi, il fait en même temps œuvre humanitaire. Un certain délai cependant pourrait être arrêté comme durée de séjour maximum. D'autre part, une sortie rapide serait accordée dans le cas où le malade pourrait exciper de moyens de traitement supérieurs, mais sous la condition qu'il ne recevrait qu'une indemnité en rapport avec l'état de santé constaté *au moment de la sortie, sans pouvoir en rappeler ultérieurement.*

L'affection viendrait-elle à s'aggraver que l'indemnité resterait au même taux qu'à la sortie du sanatorium.

Dans certaines nations étrangères, on fait ainsi usage alternativement du traitement au sanatorium ou ailleurs, et des indemnités. C'est ainsi qu'en Belgique le traitement des tuberculeux se fait dans deux hôpitaux militaires possédant des installations spéciales.

L'un à Ostende (Institut balnéaire), où sont traitées les tuberculoses chirurgicales : osseuses, articulaires, ganglionnaires, etc... L'autre au camp de Beverloo, où deux pavillons isolés sont aménagés en sanatorium pour le traitement des militaires atteints de tuberculose pulmonaire. Seuls les tuberculeux au premier degré sont admis au sanatorium.

Les malades du premier degré considérés comme guéris obtiennent un congé de six mois renouvelable qu'ils peuvent passer au dépôt de convalescents si les parents ne peuvent les recevoir. Au bout de ce temps, la guérison se maintient-elle? ils sont renvoyés à leur corps, sinon proposés pour la pension.

Les malades simplement améliorés sont proposés d'emblée pour la pension.

En Allemagne, on fait également usage du sanatorium et de l'indemnité indifféremment pour les tuberculeux du premier et du deuxième degré, comme nous l'avons vu.

Mais il existe en outre dans ce pays, comme en Belgique d'ailleurs, une institution sur laquelle M. le médecin-major SUDRE[1] a attiré l'attention : ce sont les maisons de convalescence qui reçoivent les convalescents en général et tout particulièrement ceux qui relèvent d'*affections pulmonaires*, les malades à rhumes prolongés qu'il ne faut pas *négliger*. Ces maisons s'ouvriront également aux soldats de carrière.

L'Allemagne possède 12 établissements de ce genre répartis dans les différents corps d'armée, offrant un

---

[1] SUDRE. Sur l'opportunité des maisons de convalescence. *Société de médecine militaire*, 10 avril 1908, p. 226.

total de 611 lits; en voici le relevé emprunté au mémoire de M. Simon :

Biesenthald	Garde prussienne. . .	93 lits.
Suderode	4° Corps	27 —
Landeck	6° —	42 —
Dribourg	7° —	48 —
Nordeney	10° —	30 —
Sulzbourg	14° —	67 —
Rothau	15° —	66 —
Lettenbach[1]	16° —	93 —
Hochwaser	17° —	40 —
Glasewalds Ruhe	12° — Saxon	30 —
Grunbach	19° — —	25 —
Waldeck	13° Corps Wurtemberg.	50 —
Total		611 lits.

La durée du séjour étant de deux mois, sauf exception, on peut évaluer à 3 700 le nombre de places actuellement disponibles dans ces diverses stations.

Personnel. — Le personnel comprend : 1° pour la direction médicale et l'administration de l'établissement, un médecin-major de 1re classe, qui est d'ordinaire détaché de la garnison voisine et dont les fonctions durent un an au minimum; à défaut de médecins du cadre actif, on utilise des médecins militaires en retraite; 2° pour la discipline des militaires en traitement et la conduite de leur instruction, un officier du grade de lieutenant, le plus généralement convalescent lui-même et par là même peut-être mieux en situation de se rendre compte du travail à imposer à la troupe dont il a la direction.

Le personnel de complément est représenté par un sous-officier de santé, marié autant que possible, dont

---

[1] Laval. *Caducée*, 13 septembre 1906 et Policard. *Caducée*, 6 janvier 1906.

la femme est préposée aux soins de la cuisine, et 1 ou 2 infirmiers (KRANKENWARTEV).

Emploi du temps. — L'emploi du temps est réglé par une commune entente entre le médecin-chef et l'officier ; la nature des exercices est avant tout subordonnée aux conditions atmosphériques et à l'état physique de chaque sujet. Les exercices physiques comprennent :

1° La gymnastique d'assouplissement et aux appareils ;

2° Le tir à la cible, la télégraphie optique ;

3° Le service des places et le service en campagne ;

Le tout alternant avec des excursions variées dans les environs.

Les jeux, bien entendu, ont aussi leur part dans le programme de la journée : jeux d'extérieur, tels que boules, paume, tennis ; jeux d'intérieur, dames, dominos, etc.

Une bibliothèque est également mise à la disposition des hommes.

Tous les frais de premier établissement sont à la charge du département de la Guerre. Les dépenses ultérieures sont couvertes par les divers corps de troupe ayant participé à l'envoi de ces hommes, et par des fonds éventuels mis à la disposition du général commandant de Corps.

L'alimentation est l'objet d'une surveillance toute spéciale.

La Belgique a suivi cet exemple en évacuant sur le camp de Beverloo tous les hommes sortant de l'hôpital qui ont encore besoin de repos, et *principalement ceux atteints d'affection des voies respiratoires.*

En Russie, les troupes cosaques ont même des maisons

de santé où peuvent être soignés non seulement les militaires, mais aussi leurs femmes et leurs enfants.

En France, ces maisons demandées par ROSSIGNOL [1] en 1883 n'existent pas encore.

Nous ne possédons que le dépôt de convalescents de Porquerolles destiné surtout aux militaires coloniaux. Déjà préconisées par le député LACHAUD en 1901 et par le sénateur PIETTRE, ces maisons de repos rendraient les plus grands services au point de vue de la prophylaxie sociale de la tuberculose, en empêchant les militaires bronchitiques au corps d'aggraver une tuberculose dont la bronchite répétée marque trop souvent la première étape. On ne saurait jamais trop répéter ce que l'expérience acquise dans l'exercice quotidien de nos fonctions régimentaires et hospitalières nous apprennent. La bronchite négligée est 95 fois sur 100 la cause d'éclosion de la tuberculose latente que porte en lui tout militaire devenant tuberculeux au corps.

C'est à la suite d'un refroidissement, d'une fatigue, que l'homme s'est mis à tousser, il ne s'est même pas fait porter malade ; cependant la perte d'appétit, un peu de fièvre, de la courbature l'amènent devant le médecin auquel l'examen objectif ne révèle pas de signes nets. Bientôt l'homme est assez souffrant pour être envoyé à l'hôpital. Il ne tarde pas à être amélioré, la fièvre a cessé, l'appétit est revenu, mais il tousse toujours. On l'envoie en convalescence chez lui où le plus souvent il reprend son travail ; à son retour, il tousse encore, mais comme son état général est assez bon, il continue son service tant bien que mal, jusqu'au prochain épisode fébrile. Retour à l'hôpital, convales-

[1] ROSSIGNOL. *Hygiène militaire* 1883.

cence, etc.., continuation de la toux et apparition des signes de la tuberculose confirmée du premier degré classique. C'est là l'histoire de tous les jours. Eh bien, si ces hommes avaient pu, après leur première sortie de l'hôpital, aller se reposer et se *traiter* rationnellement sous une surveillance médicale, jusqu'à disparition complète de leur toux, il est à peu près certain que la guérison se serait maintenue.

C'est évidemment dans ce but de prophylaxie qu'en Allemagne et en Belgique on a visé surtout les convalescents d'*affections des voies respiratoires*.

Ces maisons seraient moins onéreuses que les sanatoria et plus utiles. M. le médecin-inspecteur général DELORME [1] a vu fonctionner d'une façon satisfaisante les deux dépôts de convalescents de Saïda et de Sidi-bel-Abbès, réservés aux soldats de la légion étrangère. On pourrait d'ailleurs recourir, comme le propose M. SUDRE, à l'initiative privée, avec le concours effectif du Service de santé militaire. Les sociétés de la Croix-Rouge, l'œuvre du Foyer du Soldat [2], se prêteraient peut-être à des combinaisons qui rendraient moins lourdes les charges de l'État, et agrandiraient le champ des applications prophylactiques de ce genre. Le point important à retenir est que ces établissements qui ne seront *ni caserne, ni hôpital*, doivent rester sous la main directrice du commandement et sous le contrôle sanitaire des médecins militaires, puisqu'ils sont destinés au traitement des soldats en activité.

Quoi qu'il en soit, cette fondation paraît être la meil-

---

[1] DELORME. *Société de médecine militaire*, 1908, n° 14, p. 438.

[2] M. BRAIBANT. Président du Foyer du Soldat de Paris. *Convalescents militaires*. Librairie F. Jouen, 1905.

leure solution qu'on puisse donner à la question du traitement des prétuberculeux que nous réformons temporairement chaque année. Cette mesure, si longtemps demandée par les médecins militaires, ne semble pas en effet avoir donné tout ce qu'on pouvait en attendre. Il se passe, pour les soldats renvoyés ainsi dans leurs foyers pour un an, ce que tous les médecins militaires ont observé pour les congés de convalescence, MM. les médecins-majors Sabatier[1], Ponsot et Beigneux ont encore insisté avec raison sur ce point dernièrement. Non seulement les hommes n'ont rien gagné en vigueur et en santé, mais souvent ils ont perdu. Or, bon nombre d'entre eux auraient pu être sauvés d'une existence dorénavant misérable, par un séjour d'une année, soit dans une maison de convalescence, soit dans un de ces pelotons de malingres dont nous parlions plus haut. Car ces deux thérapeutiques ne sont séparées que par une nuance. Dans notre esprit elles ne forment que deux catégories d'un même groupement.

La maison de convalescence paraît devoir être la *mesure complémentaire* destinée, soit à suivre, soit à observer plus longuement et dans de meilleures conditions qu'à la caserne ou à l'hôpital tous ces déficients que nous renvoyons chez eux pour une année. Elle apparaît en outre comme le séjour de choix des convalescents qui ont besoin de *repos complet* et de surveillance médicale et principalement des convalescents de bronchite.

En résumé, les hommes atteints de tuberculose pulmonaire au cours de leur service militaire et à la suite

____

[1] Sabatier, Ponsot. *Société de médecine militaire*, 31 juillet 1908, p. 433.

d'un dommage causé par un fait de service *constaté par une commission spéciale*, auraient droit à une indemnité ou à une pension viagère.

Les tuberculeux ouverts, incurables, s'ils ne peuvent trouver chez eux des ressources suffisantes pour leur isolement et leur traitement, devraient être évacués et traités aux frais de l'État dans les hôpitaux communaux ou cantonaux. Si, au contraire, ils peuvent subvenir à leurs besoins et respecter certaines règles de prophylaxie individuelle, une pension viagère leur serait accordée, *pension dont le taux devrait être différent pour les hommes du contingent et pour les soldats de carrière.*

Les autres tuberculeux guérissables et non contagieux pourraient être envoyés immédiatement dans un sanatorium pour y être soignés de façon à recouvrer un certain degré de capacité de travail et recevraient à la sortie une indemnité annuelle, temporaire, et par conséquent revisable, proportionnelle à la diminution de capacité de travail constatée au moment de la sortie de l'homme. Il en serait de même pour les soldats qui préféreraient rentrer dans leurs foyers.

Cette indemnité en cas d'aggravation pourrait être continuée, mais non augmentée ou convertie en pension viagère, en raison des causes multiples d'aggravation subies dans la vie civile ultérieure et dont l'État ne peut être rendu responsable.

Un diagnostic précoce et des mesures hâtives d'élimination permettraient d'appliquer ces mesures en les rendant moins onéreuses.

Ainsi une modification légère de nos lois et règlements, visant surtout un classement plus judicieux de la tuberculose pulmonaire, et une revision de tarif, aménerait une légitime satisfaction de l'opinion publique, une amélioration nécessaire du sort des tuberculeux sortant de l'armée, sans imposer à l'État des charges dont le poids trop lourd risquerait de faire avorter une œuvre de progrès.

CHAPITRE VI

CHAPITRE VII

CHAPITRE VIII

CHAPITRE IX

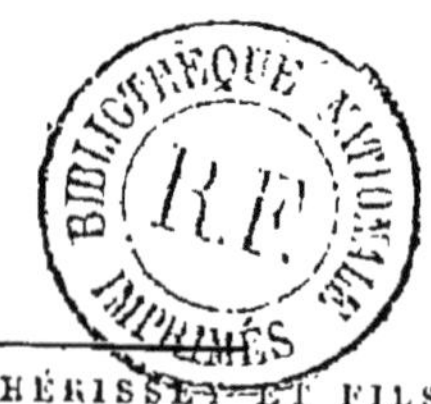

www.ingramcontent.com/pod-product-compliance
Ingram Content Group UK Ltd.
Pitfield, Milton Keynes, MK11 3LW, UK
UKHW021904070726
13613UKWH00001B/318